和田秀樹

コレステロールは下げるな

GS
幻冬舎新書
733

JN109946

変わる健康常識
――まえがきにかえて

コレステロールを下げるサプリ。なぜ被害が出たのか

「紅麹《べにこうじ》」を含んだ食品によって、多くの人が**腎臓の病気を発症する痛ましい事故**が起こりました。報道によれば、入院した人は２００名を超え、因果関係が疑われる死者は５名となりました。これ以外にも１５００名以上の方が通院したり、体調不良を訴えたりしているそうです。被害に遭《あ》われた方には、心よりお見舞い、お悔やみを申し上げます。

病気を引き起こしたのは「紅麹コレステヘルプ」という健康食品です。この食品に含まれる紅麹が、腎機能の低下を招いたと考えられています。

紅麹とは、蒸した米に「ベニコウジ菌」というカビの一種を加えて発酵させ、赤飯のような状態になったものです。これを固めて錠剤にした製品が「紅麹コレステヘルプ」です。

紅麹はカビの仲間ですが、それ自体は食べても毒はないとされていますし、健康食品として販売されるからには効果も期待できたのでしょう。商品名にもあるように「コレステロールを下げる」という健康効果です。紅麹の発酵過程で生まれる「モナコリンK」という成分がコレステロールを下げると考えられています。モナコリンKは「ロバスタチン」という別名がありますが、薬品にくわしい人は聞き覚えがあるかもしれませんね。

そうです。コレステロールを下げる薬（脂質低下薬）の「スタチン」と同類の物質なのです。

つまり、「紅麹コレステヘルプ」は〝食品以上、薬品以下〟と言うことができるのですが、なぜ**〝健康にいい〟とされる食品が、病気を引き起こし、人の命まで奪ったの**か？

実は現段階で、本当の原因は特定できていません。製造・販売元の小林製薬は会見で「想定していない成分」の混入を疑っています。そして厚生労働省は、その成分は「プベルル酸だ」と発表しました。いつもは慎重な厚生労働省があまりにも素早く発表したので、驚いた人も少なくないでしょう。

ですが、プベルル酸が本当に腎障害を起こすかは、まだわかっていません。そして、なぜプベルル酸が紅麹の錠剤に発生してしまったのかも、特定できていません。現段階では「疑い」の域を出ていないのです。

コレステロール値を下げる必要なんてなかった。高い人のほうが元気で長生きです

「だから紅麹はシロだ」などと擁護したいわけではありません。私は化学や薬品の専門家ではないので、「紅麹が悪い」とか「プベルル酸が悪い」などと断じることはできないのです。

ただ、高齢者医療の専門家としては、次のように考えます。

そもそもコレステロール値を下げる必要なんてなかったのに——と。下げなくてもいいコレステロールを、わざわざサプリメントを使って下げた結果、大きな被害が出てしまったことは残念でなりません。

「コレステロールは下げなくていい」ということを、私はこれまで何度も伝えてきました。患者さんには直接話しますし、本や講演の中でも話しています。

なぜ、そう言えるのか?

それは、コレステロール値の高い人のほうが元気で、長生きだからです。もっと言うと、**肉を食べ、小太りの人がいちばん長生き**なのです。

私は高齢者医療の精神科医として35年間、6000人以上の方を診てきました。その中で得た知見です。コレステロール値が高い人のほうが、生き生きと毎日を過ごしているし、幸せに見えます。俗に言う「80歳の壁」をひょいと超え、90歳、100歳へと元気に向かっている人が多いのです。

それを裏付ける根拠も多数あります。私は現場主義で、実体験を大切にしています。多くの高齢者から得た〝実証〟が私の基になっています。

病気も元気も研究室ではなく日常生活の中にある

そんな私が、医療方針の大きな支えにしているのが柴田博医師の「実態調査」

です。柴田医師は膨大な数の人を対象に、長期間の追跡調査に挑んできました。全国の100歳以上のセンテナリアンを家庭訪問し、長生きの理由に迫った「百寿者研究」はとくに有名です。動物実験の結果や理論ではなく、人間を見て「実際はどうか」を何よりも大切にする〝実学〟の医師なのです。その中でコレステロールは下げてはいけない、という結論を導き出しました。

柴田先生は、御本人が87歳の今も現役で研究を続けています。頭脳明晰、元気はつらつ、気力も充実した〝健康長寿の見本〟のような存在です。「自分が研究した通りに生きていますからね」という言葉からは、強い自信だけでなく、説得力がにじみ出ています。

かくいう私も〝コレステロールは下げない派〟です。検査の数値だけを見ると「異常」ですが、あえて薬を飲んで下げようとは思いません。ワインとラーメンは私の楽しみであり、それをやめようとも思いません。

なるほど**数値的には〝超不健康〟ですが毎日を楽しみ、精力的に仕事もしている**ので〝健康〟だと思っています。なのでわざわざコレステロールを下げる必要を感じないのです。

本書では、様々な実態や明確なデータを紹介しながら「コレステロールを下げてはいけない理由」をお話しします。

もちろん、反論される方もおられるでしょう。無視されることもたびたびです。でも、それは当然です。その人たちにも理由はあるでしょうから。私は自分の経験や調査データに基づきお話しするだけです。でもなぜか、こうした私の話や実態調査の研究は、かき消されてしまうのが常です。

だからこそ、こうして何冊も本を出してお伝えするのです。下げてはいけないコレステロールを無理に下げ、再び悲しい出来事が起きないためにも、今回は緊急に出版することにしました。

みなさんが信じてきた〝常識〟が崩れるかもしれません。でも、ここで話す事実は、40歳以上の中・高年の方には特に有益だと、私は確信しています。

何を信じ、**どう生きるかは、みなさんが決めること**です。私の話は選択肢の一つに過ぎません。しかし将来「和田の話を聞いてよかった」と思ってくださる方が増えたらいいな、と思います。

高齢者医療の現場にいる医師として、みなさんが快活に元気で長生きされることを、心から願っています。

コレステロールは下げるな／目次

第3章　脂肪があなたを強く美しくする　95

編集協力　山城　稔
企画・編集　木田明理
図版・DTP　美創

第1章

コレステロールは下げなくていい

コレステロールは食事では増えません。だから気にするだけムダです

私はこれまで「血糖値は下げなくていい」とか「血圧は下げなくていい」と言ってきました。しかしコレステロールに関しては〝下げてはいけない〟に近いものだと考えています。その理由は追い追いお話ししますが、まずは大事なポイントを2つ押さえておいてください。

一つは、コレステロールが含まれる食品を食べたときに、一定量までは「血中コレステロール」が増えていくのですが、それを超えると変わらなくなることです。次ページの図1のように「天井値」に達すると、それ以上は全く増えなくなるのです。

もう一つは、コレステロールの〝出元〟です。みなさんは、コレステロールは

図1　1日のコレステロール摂取量と血中コレステロールの変化

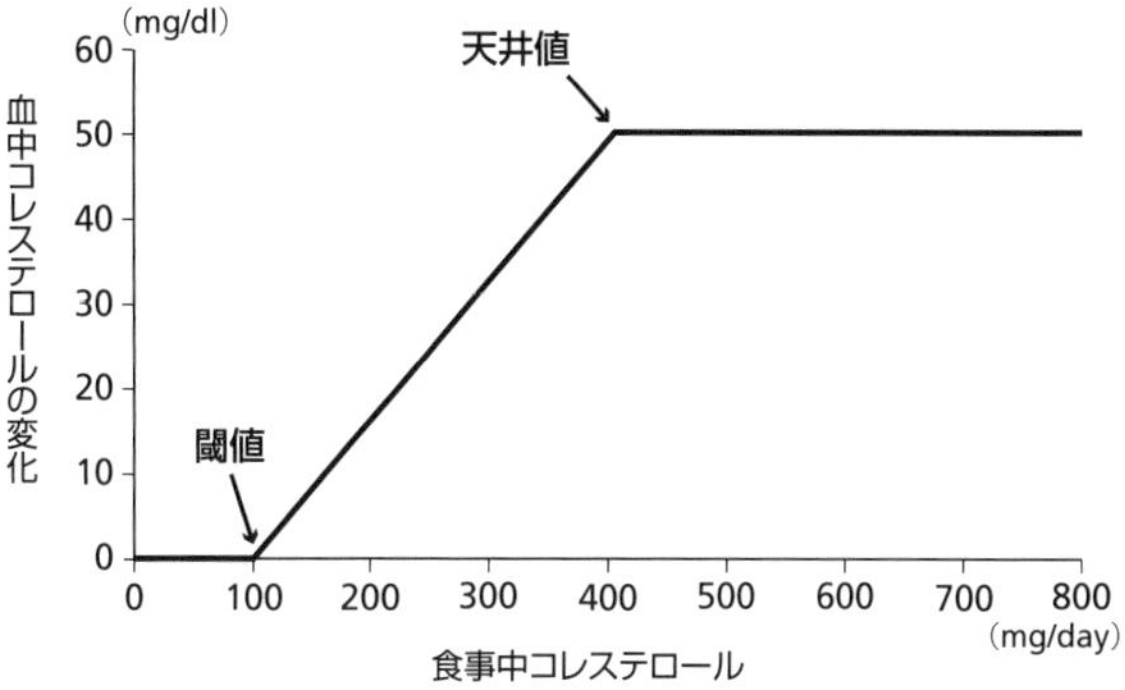

出典：Connor WE, Connor SL, Current Atherosclerosis Reports 2002; 4: 425-432.

食物に含まれていると思っているでしょう。だから「摂《と》り過ぎてはいけない」と節制するわけですが、事実は少し違います。

実は、**コレステロールはおよそ8割が体内で作られ、外部（つまり食物）から摂取するのは2割ほど**しかありません。

このためコレステロールの多い食事をしても、少ない食事でも、最終的な血中コレステロールの量はそれほど変わらないわけです。先ほど「天井値に達すると増えなくなる」と話しましたが、食物から摂取するコレステロールが多ければ、体は自然に生成を減らします。反対に、摂取量が少なければ体内での生成を増やすのです。

「コレステロールを下げると死にやすい」という衝撃のデータ

健康診断をした結果、「コレステロール値が高いですね。脂《あぶら》の多い食事は控えてください」と言われたことのある人もいるでしょう。「このままだと心筋梗塞になりますよ」と脅された人もいるかもしれません。しかし、この医師の助言は間違っている、と言えそうです。

事実は逆かもしれません。

コレステロールを下げると心筋梗塞になりやすい。がんにもなりやすい。脳血管系の病気にもなりやすい。死亡率も高まります――。

図2　総コレステロール値と死因(J-LIT一次予防群)

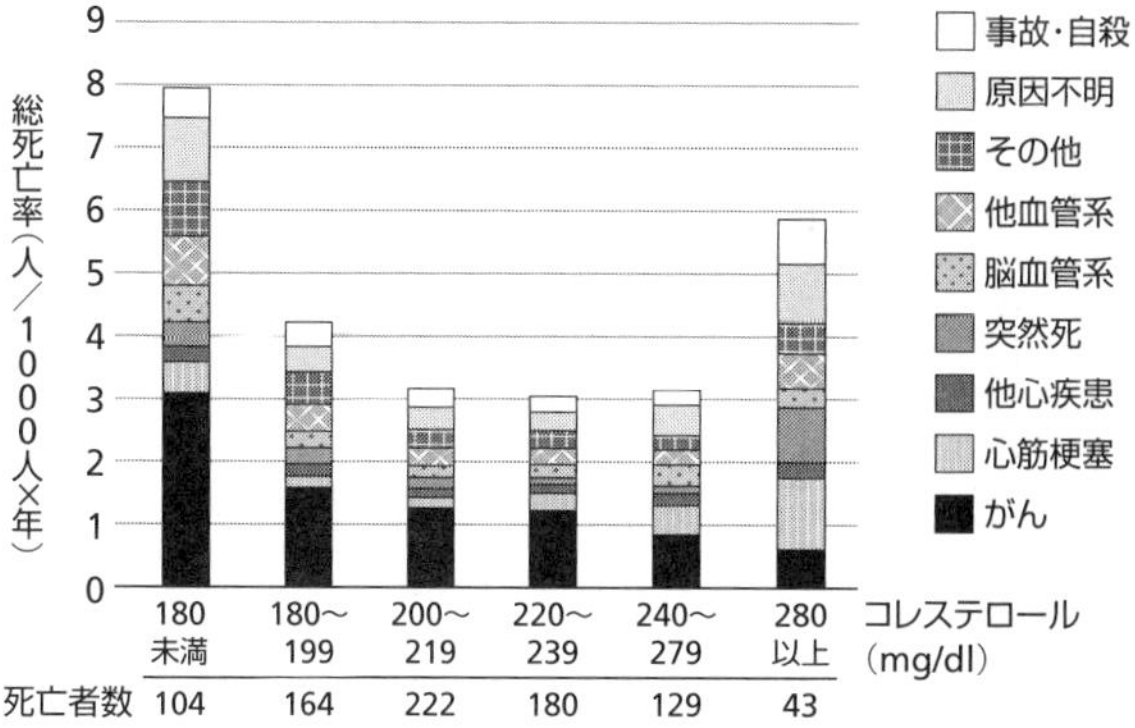

資料：「日経メディカル」2001年2月号
出典：柴田博：中高年健康常識を疑う 講談社選書メチエ 2003

これは私が長年、高齢者医療の現場において実感していることですが、その根拠となるデータが実際に出されています。

この図は柴田博医師からお借りしたものですが、コレステロール値の低いほうが総死亡率はグンと高くなっていることが、一目瞭然です。

え、本当？　と目を疑いたくなりますよね。でも、事実です。

これは5万2421名を6年間追跡研究した結果です。対象になったのは「総コレステロール値が220mg以上で、シンバスタチンという薬を投与された人」です。全国の「35〜70歳の男性」と「閉経女性」と言いますから、この本の読者層にも近いかもしれませんね。

注目すべきは、血中コレステロール値が１８０mg未満の群の死亡率が高いことです。コレステロール値が２００〜２７９の３つの群では、死亡率はほぼ同じですが、１９９以下になると高まり、１８０未満になると一気に高くなることがわかります。

また「がん」や「事故・自殺」で死ぬ人は、コレステロール値が低いほど増えていることがわかります。そして**「コレステロールを下げよ」と言われるいちばんの原因である心筋梗塞も、１８０未満になると増えている**のです。

「コレステロールは身体に悪い」と信じ込むのは危険です

ちなみに現代の医療では「総コレステロールの基準値」は、以下のように定められています。もちろん私は、この数値は信じていませんが。

【基準値】１４０〜１９９㎎／dL

【要注意】２００〜２５９㎎／dL、または１３９㎎／dL以下

【異常値】２６０㎎／dL以上

いかがでしょう？　そして、みなさんはどの範囲ですか？

例えば、健診の結果、コレステロール値が２４０㎎の人がいたとします。医師は数値を見て「要注意ですね。異常値にも近いので、基準値まで落とすために薬を出しましょう」と言います。でも、その言葉を鵜呑《うの》みにして、コレステロール降下剤を服用することは、実はとても危険なことなのです。

先の図2では２８０㎎以上の群は、心筋梗塞による死亡率が増加しています。

しかしこの群には「家族性高脂血症」という先天性のリスクを持つ人も多数含ま

れており、この人たちを除くと有害性が薄れます。

検査の数値だけを見て、**なんでもかんでも「コレステロールを下げよう」と思うのではなく、持病の有無なども併せて判断すべき**なのです。

みなさんは、これまで言われ続けてきた〝健康常識〟なるものの影響で「コレステロールは害悪」と信じ込まされています。しかしコレステロールを下げてしまうと、がんや事故・自殺だけでなく、血管系の病気も増えていくのです。

〝百寿者〟の研究が明かした実際に長生きする人の食卓とは

先にも紹介した柴田博先生は、100歳を超える〝百寿者〟の研究で知られます。柴田先生が、オリジナルの研究を始めたのは1972年。今から50年も前ですから、その先進性には驚くばかりです。世界の老年学に先駆けた、偉業と言え

図3　百寿者(1981年 1018人)の食事内容

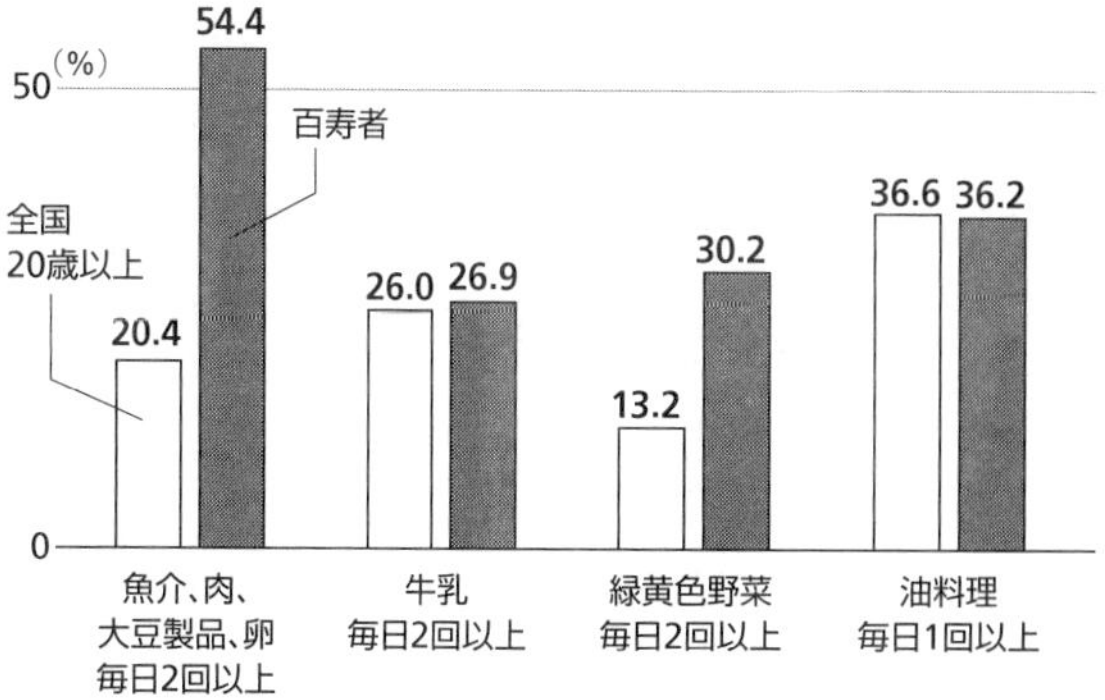

注:全国20歳以上の意識調査は1980年
資料:健康・体力づくり事業財団:昭和56年度長寿者保健栄養調査報告書 1982年

ます。

今では百寿者は日本全国で９万人を超えました。しかし、当時は５００名ほどだったそうです。その中から１０５人を選び、北海道から沖縄までの全都道府県を、家庭訪問しました。柴田先生は医師ですが、他にも栄養学者、社会学者、心理学者など、幅広い角度からの研究が可能な体制で臨まれたと伺いました。

図３は、百寿者の食事内容の調査結果です。研究の開始から10年が経ち、百寿者も１０００人を超えています。比較の

対象は「全国の20歳以上」で国民健康・栄養調査から割り出した数値です。

注目すべきは「魚介、肉、大豆製品、卵」の多さで、柴田先生によれば「たんぱく質の摂取量が多かったが、とくに動物性たんぱく質の多さが印象的だった」と言います。朝昼夜の**食事の2回以上に、魚か肉か卵かのたんぱく質を摂っているわけです**。

同時に、緑黄色野菜も、毎日食べている人が多いことがわかります。牛乳や油料理は、若い世代とほぼ同じくらい。

つまり、若い世代よりよく食べている、ということがわかるのです。「よく食べる高齢者ほど元気」と、私は何度も自著の中で指摘してきましたが、それはこの百寿者の実態調査からもわかります。

コレステロールを摂ると血管が丈夫になる

コレステロールは多いほうが血管が丈夫になる、ということは「脳出血が減った」という事実からもわかります。

第二次世界大戦が終わる頃まで、日本人の死因の第一位は結核でした。映画やドラマなどで元気な若者が血を吐き、療養するシーンが描かれますね。原因は結核菌による感染です。有効な治療薬がなく、空気のよい場所で療養し、栄養を摂ることくらいしか対策はありませんでした。

しかし戦後、結核で死ぬ人だけでなく結核になる人も激減しました。米軍の救援物資、特に脱脂粉乳によって栄養状態が改善したからです。１９４３年に開発された、ストレプトマイシンという抗生物質のおかげと思いこまされている人もいるでしょうか。これはあくまで治療薬であって、結核になる人は減らせません。

図4　血清総コレステロールの平均値と脳出血発生率の推移（40〜69歳、男）

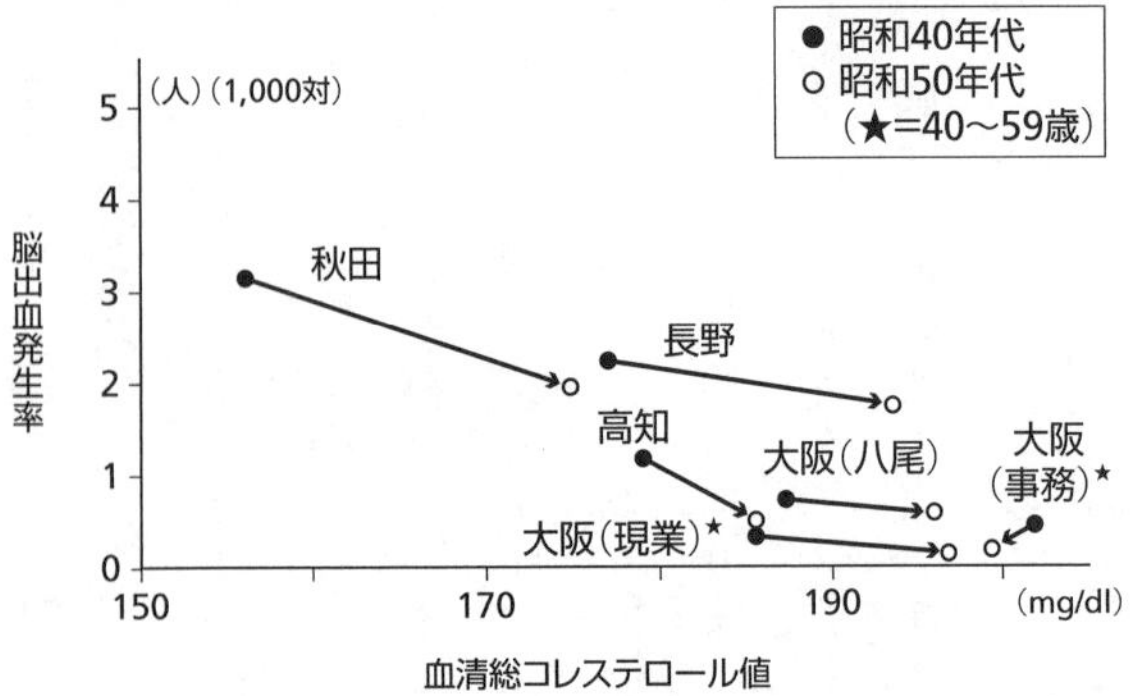

出典：小町喜男、他編著『循環器疾患の変貌』保健同人社 1987年

いずれにせよ、結核で亡くなる人は激減しました。

代わりに死因の第一位になったのが、脳血管疾患です。大別すると、脳の血管が破れる「脳卒中」と、脳の血管が詰まる「脳梗塞」がありますが、日本人に多かったのは、脳卒中のほうです。

図4は「コレステロールが増えると脳出血が減る」ことの実態を示した調査です。昭和40年代（1960年〜）から昭和50年代（1970年〜）にかけて、日本人の栄養状態はよくなりました。同時

にコレステロールの量も増えて、脳出血の発生率が下がっていったわけです。

かつて秋田では脳卒中の人が多くいました。医者はその理由を「塩分が高い食事をするから」と説明し、県民もそれを信じていました。そこで〝減塩〟などの食事指導が行われたことは、よく知られています。しかし同時に「肉食」が広まっていたことは、多くの医師が見逃しています。

戦後、**日本は次第に豊かになり、栄養状態も改善**されてきました。結果、秋田県民のコレステロール値も150mg台から170mg台に上がりました。他県に比べ、極端に低かったコレステロール値が上がっていくとともに、脳卒中や脳梗塞になる人も減っていったのです。

秋田で脳卒中が減ったのは「減塩によるもの」と説明されました。秋田県の報告をきっかけに、日本では〝減塩ブーム〟が起こり、それが定着していったのです。でも実際は、減塩ではなく〝増コレステロール〟が原因だったのです。

コレステロールを摂ると動脈硬化も起こりにくい

コレステロール値が高いと動脈硬化が進む、と多くの人は思っています。

本当はそれも〝常識のウソ〟なのですが、ウソが広まった背景には、イメージによる勘違いがあると、私は思っています。

「コレステロールが多いと、それが動脈に沈着して、血管内がどんどんぶ厚くなって、血管を塞《ふさ》いでしまう」という勘違いです。

イメージしやすく、本などでもよく似たような説明がされるので、信じてしまう人が多かったのでしょう。しかし、コレステロール犯人説が間違いであることは、実態調査を見ても明らかです。

次ページの図5は、それを示したものです。前項と同じように、**10年間でコレステロール値が高まったのと同時に、脳梗塞が減っているの**がわかります。秋田

図5　血清総コレステロールの平均値と脳梗塞発生率の推移（40〜69歳、男）

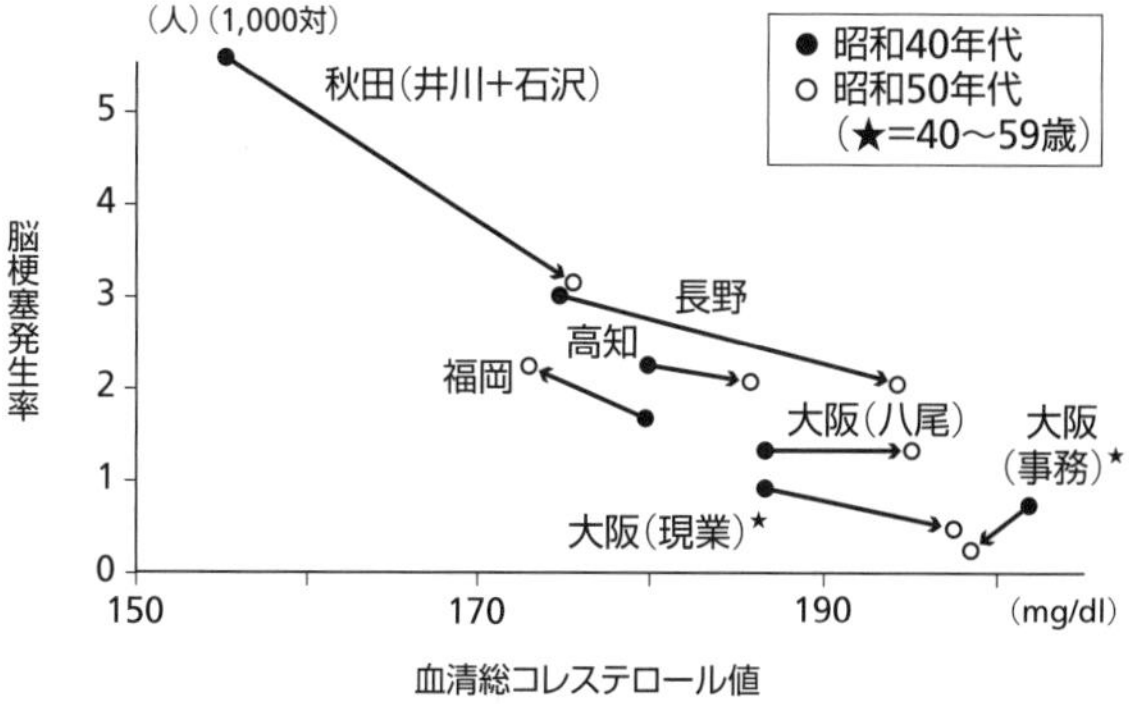

出典：小町喜男、他編著『循環器疾患の変貌』保健同人社 1987年

は顕著ですが、全国で同じ傾向が見られるのです。

売れるスタチン薬市場は宝の山

肉をよく食べるアメリカ人は動脈硬化が多く、それが「コレステロール害悪説」へとつながっていきました。しかし今では〝コレステロール大国〟と揶揄《やゆ》されるアメリカでさえ「動脈硬化は血管の炎症によって起こる」という認識に変わってきています。

日本ではどうでしょう？

スーパーに行けば一目瞭然ですね。サラダ油やマヨネーズ、ドレッシングのコーナーには「コレステロール０（ゼロ）」と表示された商品が並んでいます。ドラッグストアでも「コレステロールを減らす」「コレステロールが気になる人には」「コレステロールと中性脂肪をＷで低下」という宣伝文句を目にします。依然として「コレステロール害悪説」が信じられているようです。

こうした集積が、今回の小林製薬の「紅麹コレステヘルプ」の被害を生む背景になったと、私は思っています。

「コレステロールは害悪」とコマーシャルで煽《あお》られたことにより、日本人の多くは〝コレステロール恐怖症〟なる状態に追い込まれているからです。

なぜ、いびつな状況ができてしまったのか？〝最初の誤解〟が引き金になったからです。第二次大戦後、アメリカから入ってきた「食品中のコレステロールが成人病の元凶だ」という仮説が信じられてしまったのです。

時を同じくして、日本人の食生活も変わり、実際にコレステロール値も高まっていきました。このため、コレステロールを下げる薬が爆発的に売れるようになりました。今では薬価も下がり、日本の市場は2000億円くらいに縮小しましたが、**世界的に見れば「スタチン」と呼ばれる薬の市場は、2兆5000億円くらい**だと言われます。薬だけではなく、それに付随する商品なども含めれば、さらに巨大なマーケットになります。〝宝の山〟を簡単に壊すわけにいかないことは明白でしょう。

今回の小林製薬の件では、厚生労働省が異例の素早さで「プベルル酸」という〝容疑者〟を公表しました。この反応に「市場を縮ませたくなかったんだな」と穿《うが》った見方をした人もいたと思います。

事実はわかりません。しかし同じような商品を出している企業は安堵《あんど》したかもしれませんね。プベルル酸という〝容疑者〟が前面に立ってくれたおかげで〝コレステロール害悪市場〟は守られたわけですから。

マスコミが「コレステロール害悪」に同調するのも当然です。その市場で利益を上げる企業がスポンサーなので、疑念があっても声には出せないからです。テレビには、〝コレステロール悪玉説〟の医師ばかりが出演するというなりゆきです。

40歳の人でさえもコレステロールが低いのは考えもの

前出の柴田先生の研究には、次ページ図6のようなものもあります。埼玉県戸田市の**40歳以上の住民3222名の総死亡率を、血中コレステロールのグループ別に追跡**した調査です。

図6　戸田市40歳以上住民3222名の血中総コレステロール三分位別10年間の総死亡率

（第1三分位を1.00としたときの第2・3分位の比）
（年齢、BMI［体重/身長²］、収縮期血圧、喫煙、飲酒をコントロール）

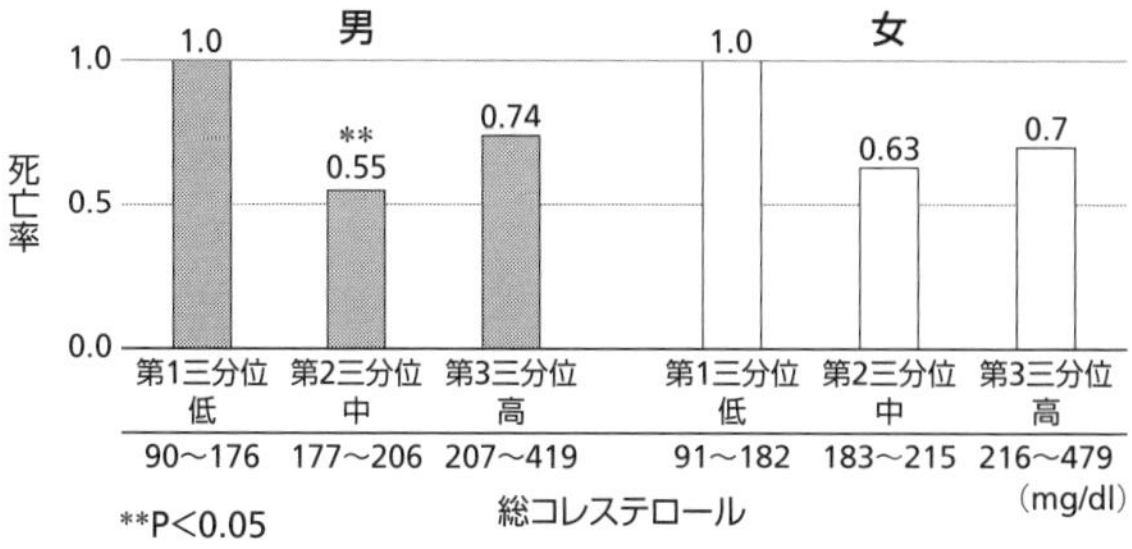

出典：Shibata H, et al. Journal of Epidemiology 1995; 5: 87.

これを見ると、男女ともに「中」の群が最も死亡率が低く、「低」の群が最も高いことがわかります。

驚くのは「高」の群より「低」の群の死亡率が高いことです。

40歳以上を対象にした調査ですから、いわゆる〝中・高年〟の方です。

つまり、高齢者だけでなく、中年の方も「コレステロールを低くすると死亡率が上がる」ということを示しているわけです。

「中」程度にコントロールするのがよさ

そう、ということは誰もが想像できると思います。しかし、「高い」より「低い」ほうが悪い、という実態には衝撃を受けたのではないでしょうか。

よく勉強されている医師の中には、「高齢者はコレステロールを下げなくていいですよ」と言ってくださる人がいますが、本当は40歳くらいのミドルも下げる必要はないのです（だからと言って「どれだけ高くてもいい」と思うのは早計です。何事も〝過ぎたるは及ばざるがごとし〟で、高過ぎるのは問題です）。

ちなみに私は64歳ですが、血中総コレステロール値は３００mg／dLくらいです。もちろん、それでいいと思っています。

コレステロールが低いとうつになりやすい

残念なのは「コレステロール害悪説」が信じられると、良い面まで無視されて

図7　血中コレステロールの三分位別うつの進行度(4年間)

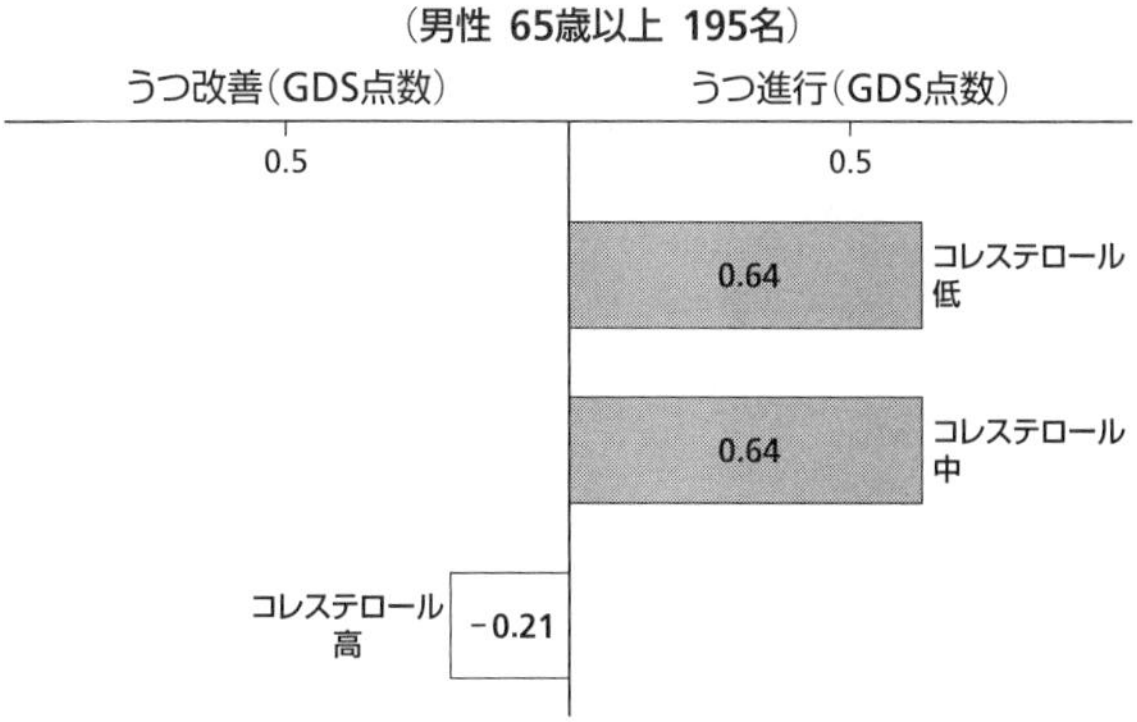

出典：Shibata H, et al. Journal of Epidemiology 1999; 9: 261.

しまうことです。

コレステロールのいちばん大事な役割は、脳への作用と言えます。

コレステロールは体内に１６０～１８０ｇありますが、その２５％は脳の中にあり、神経系も含めると３７％を占めています。つまり、**脳が正常に働くのも、体が活発に動くのも、コレステロールが十分にあってのこと**なのです。

私は精神科医ですが、コレステロール値の高い人のほうが、うつ病や認知症になりにくいと感じています。また、うつ病の場合は、コレステロール値の高い人のほうが治りやすいとも思っています。

図7は、柴田先生の実態調査ですが、コレステロール値の高い人は、うつが改善しやすく、低い人や中程度の人は、うつが進行しやすいことを示しています。

もともと善玉も悪玉もないのです

いわゆる〝悪玉〟と言われるのが「LDLコレステロール」ですが、これに関しても「本当は悪玉なんかじゃない」と示すデータがあります。

図8は、「悪玉コレステロール値と血管系の病気による死亡率の関係」を調べたものです。

総死亡率も、脳血管系の病気も、悪玉コレステロールが高いほど低くなっていることがわかります。

図8　LDLコレステロール別疾患ごとの死亡率(比)

	LDLコレステロール(mg/dl)				
	<80	80～99	100～119	120～139	≧140
総死亡率**	1.0	0.81	0.72	0.67	0.66
全脳卒中**	1.0	0.73	0.67	0.65	0.67
脳実質内出血**	1.0	0.65	0.48	0.50	0.45
虚血性脳卒中	1.0	0.75	0.77	0.75	0.85
冠動脈疾患*	1.0	1.11	1.19	1.11	1.50

*P<0.05
**P<0.001(Pの値が小さいほど関係が強い)
注：冠動脈疾患以外の死亡率はLDLコレステロール値80mg/dl未満よりも80mg/dl以上の群で低い。

出典：Noda H. et al. Circulation Journal 2009; 119(16): 2136

唯一、冠動脈疾患だけは悪玉コレステロールの増加とともに、死亡率が増えています。冠動脈疾患とは**心臓につながる太い冠動脈への血流が遮断される病気で、心筋梗塞や狭心症はその一つ**です。

この結果を見て、「悪玉コレステロールが高いと心筋梗塞を起こすんだ。やっぱり悪玉では？」と思った方も多いでしょう。とても鋭い指摘です。

しかし、日本人は、心筋梗塞より脳卒中で死ぬ人のほうが多かったはずです。さらに今では、がんで死ぬ人のほうが圧倒的に多いわけです。

「心筋梗塞で死にたくない」という人にとって、コレステロールは確かに〝悪玉〟ですが、それ以外の人にとっては、むしろ〝善玉〟という気さえしてきます。

〝悪玉〟というネーミングから「すべての病気を引き起こす元凶」と思われがちですが、実態はそんなことはないのです。

「コレステロール害悪説」を生んだフラミンガム研究の真実

「コレステロール害悪説」を世界に広めた有名な研究があります。1948年に始まったアメリカのフラミンガム研究です。

当時、**アメリカではいちばんの死因が心筋梗塞**でした。心筋梗塞を減らすために様々な研究が行われ、「どうやらコレステロールが関係している」ということ

図9 血清総コレステロール1mg/dl上昇各の死亡率の年齢による差異
フラミンガム研究(1948~1980 男女5209)

	総死亡率	冠動脈性心疾患死亡率	非冠動脈性心疾患死亡率	がん死亡率
40歳	0.5	1.1	0.1	−0.2
50歳	0.1	0.6	−0.2	−0.3
60歳	0.0	0.4	−0.2	−0.2
70歳	−0.1	0.3	−0.3	−0.2
80歳	−0.7	−0.5	−0.8	−0.6

出典:Kronmal RA, et al. Archires of Internal Medicine 1993; 153(9): 1065-073.

が見えてきたのです。アメリカは医学の最前線と思われてきましたから、日本の医学会が大きな影響を受けたのは当然と言えるでしょう。

図9は、1993年に出されたフラミンガム研究の最終的な結果です。「血液中のコレステロールが1㎎上がると死亡率はどう変化するか」を年代ごとに調べたものです。

心筋梗塞は、図の中の「冠動脈性心疾患」に該当します。このデータを見ると、40歳代から70歳代に至るまで、コレステロールの上昇とともに心筋梗塞による死亡率が上がっていることがわかります(80代はマイナスになっているので、むしろ下がっています)。

では、他の病気はどうでしょう?

「非冠動脈性心疾患」は、40歳代では若干(0・1%)上昇しましたが、50歳代以上では、死亡率はマイナスになっているので、むしろ下がっています。

「がん」は、40歳代から80歳代まで、すべての年代で下がっています。

「総死亡率」は、40歳代は0・5%、50歳代は0・1%と若干の上昇を見せましたが、60歳代で横ばい、70〜80歳代では下がっています。

つまり、フラミンガム研究の一部を切り取って「コレステロール害悪説」が広まってしまったのです。

高齢者にとっては、コレステロールは害悪であるどころか必要不可欠。このことは、様々な研究によっても明らかにされています。しかし**日本では、いまだに**

70年以上も前の研究にミスリードされたまま、軌道修正できずにいるわけです。

日本はがんで死ぬ国。コレステロールを下げてはいけない

前項で話しましたが、アメリカは心筋梗塞で死ぬ国です。

日本はどうか？

がんで死ぬ国ですよね。ですから、そもそもアメリカの研究結果を鵜呑みにしてはいけないのです。しかも、フラミンガム研究では「コレステロールが増えるとがんの死亡率は下がる」という結果が出ていたわけです。

とんちんかんな参考の仕方をしたとしか思えません。しかも、いまだに初期の間違いが尾を引き、「コレステロールは害悪」という風潮が蔓延《まんえん》している。やはり、事実と異なる見解は訂正されるべきだと私は思っています。

図2　総コレステロール値と死因（J-LIT一次予防群）

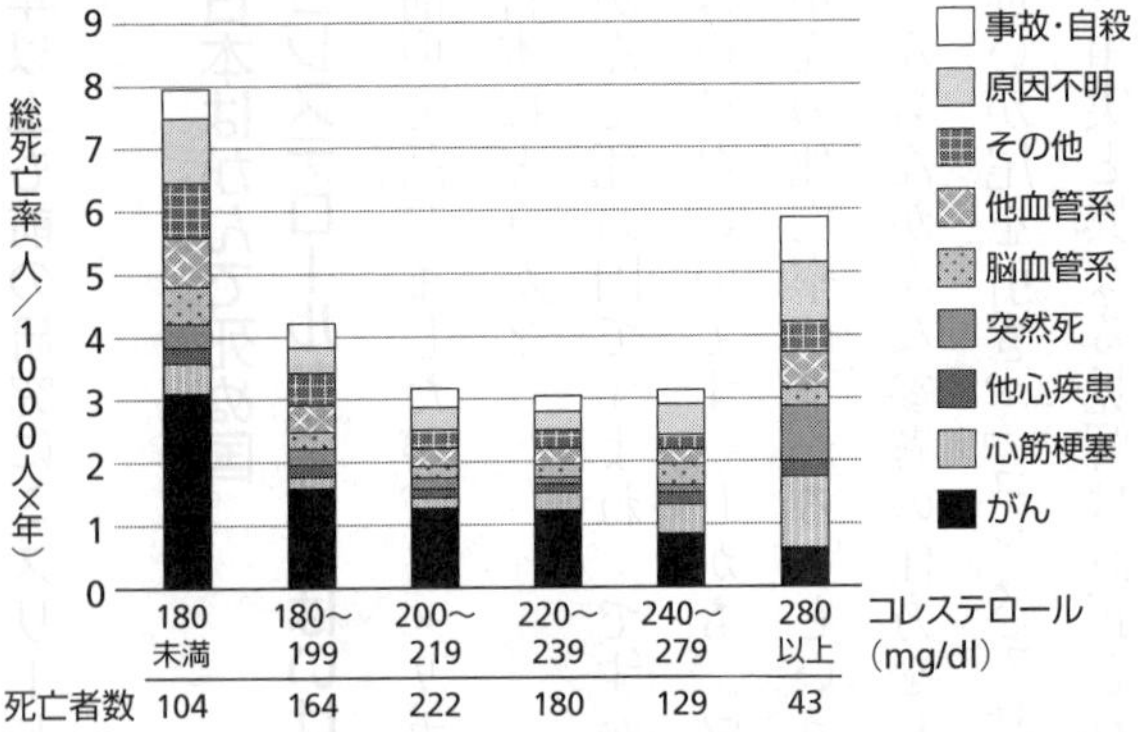

資料：「日経メディカル」2001年2月号
出典：柴田博：中高年健康常識を疑う 講談社選書メチエ 2003

古いフラミンガム研究を持ち出すまでもなく、近年の日本の研究でもそれは明らかです。27ページで紹介した図をもう一度掲載します。

本来は下げる必要のないコレステロールを下げたことで、がんの死亡率は上がっています。日本はがんで死ぬ国ですから、これはもう支離滅裂な話だとわかるでしょう。

みなさんは、この現実をどう思いますか？

私は高齢者医療の現場にいて「コレス

テロールは下げなくていい」と実感し、それを伝えているに過ぎません。また「実態調査の結果はこうですよ」と事実を伝えているだけなのです。

沖縄県民の寿命が縮まった。そのショッキングな事実

とてもショッキングな話を、さらにします。沖縄県の話です。

沖縄県は、戦前から長寿県として知られていました。

なぜ長生きなのか？　というのは誰もが興味を持つことでしょう。前出の柴田博先生もその一人です。そして長期の追跡調査を行いました。その結果、以下のような結論に行き着きました。柴田先生の著書から引用させていただきます。

「沖縄の長寿のもっとも大きな要因は、**日本全体がまだ肉不足にあえいでいた頃から肉をよく食べ、また脂肪摂取量が全国の平均を1日5gくらい上回っていた**

ことです。冷蔵庫の普及の遅れた沖縄は、腐敗を防ぐためもあって油をよく使っていましたが、その分、食塩摂取量は全国一少なかったのです。

沖縄の食文化は、日本の他の地域と大きく異なっていました。それは長期間琉球王国として独立していて、日本の古代から始まった仏教の影響による肉食タブーの洗礼を受けずに済んだからです。（中略）

また、野菜やコンブを食する沖縄の食習慣も長寿に貢献しましたが、副次的と考えるのが妥当でしょう」

柴田先生は、寿命の短い秋田と比較するなどして丹念に実態調査を行い、右のように結論付けたわけです。

ところが、沖縄にとって不運なことがありました。それは他の研究者も沖縄を調べていたことです。彼らは、沖縄の長寿の要因を「野菜と大豆と米の豊かな摂取にある」と断定しました。

図10　沖縄県民（県民栄養調査）と全国民（国民栄養調査）の脂肪摂取トレンド比較

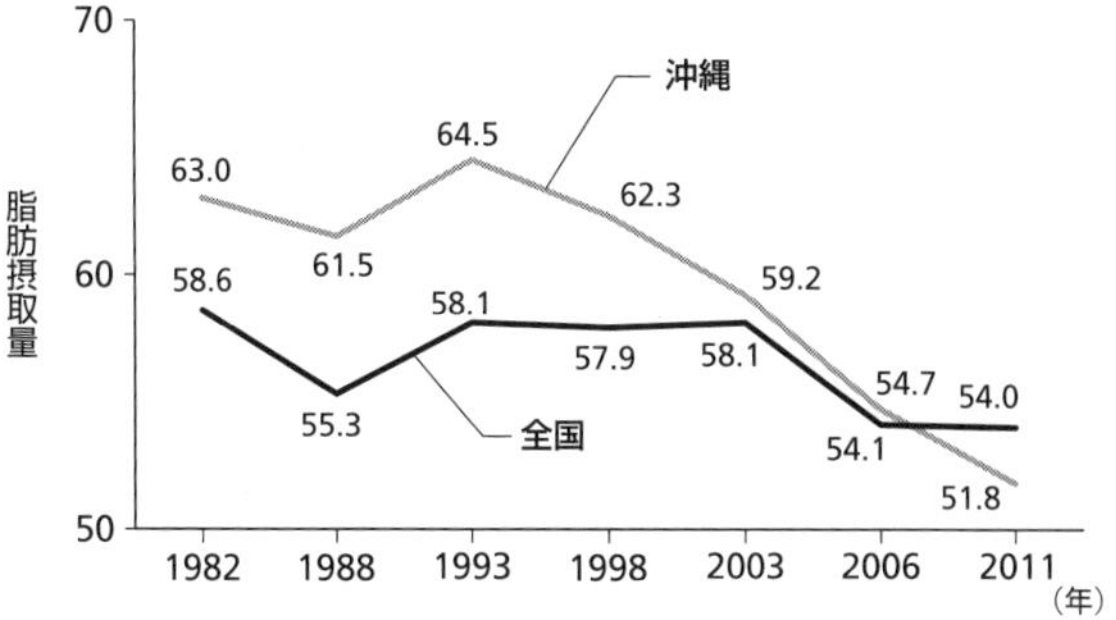

出典：国民栄養調査・沖縄県民栄養調査より作図

全国平均をはるかに上回っていた「脂肪の摂取」については評価せず、取り上げもしませんでした。それどころか**「沖縄は肥満度が高い」と断じ、栄養指導をし始めた**のです。

その結果、どうなったと思いますか？

それが図10です。

沖縄県民の脂肪摂取量は減り続け、全国平均を下回ってしまいました。そしてそれと比例するように、平均寿命の順位もぐんぐん下がっていきました。2020年には男性の平均寿命が、全国43位にまで落ちてしまったのです（女性もかつて1位だったのが16位）。

本来なら、長生きしていた当時の沖縄の食生活から学ぶべきです。ところが、あろうことか日本人の粗食のほうを真似させてしまいました。その結果、沖縄の人たちは早死にすることになったのです。

結局、コレステロールは下げるべきなのか、放っておいてもよいのか？

ここまで読んできて、どう思われたでしょうか？「コレステロールが悪い」と一方的に決めつけるのはよくないな、と思った人も多かったと思います。

コレステロール値を下げたほうがいいのか、そのまま放っておいていいのか？

もしそんな疑問を持ったのなら、メリットとデメリットを比べてみるといいでしょう。コレステロール値を下げることで「得られるメリット」と「失うデメリット」を考えるのです。

メリットは、心筋梗塞や動脈硬化のリスクを減らすことができる点です。

デメリットは、がんになりやすい、免疫力が下がる、病気になりやすい、意欲が低下する、うつ病や認知症になりやすい、お肌の潤《うるお》いやハリがなくなる、性機能も低下する、筋肉も低下する……など、キリがありません。

さらにデメリットを考える際には、薬による副作用も覚悟しなければならないでしょう。

第4章でくわしくお話ししますが、**コレステロール低下薬の「スタチン」など、脂質低下薬は、副作用が多い**ことが知られています。服用後、ひどい筋肉痛に襲われ、我慢しながら生活している人も少なくありません。

血中コレステロール値と3大疾病の死亡率

この章の最後に、ハワイの日系人の実態調査を紹介します（図11）。

これは「血中コレステロール値と3大疾病の死亡率」を調べた研究で、45〜64歳の男性8000名を9年間追跡しています。

虚血性心疾患（心筋梗塞）は、コレステロール値の高い人に多いことがわかりますね。しかし、がんの人は少なくなります。

反対に、コレステロール値の低い人には、がんが多く、虚血性心疾患（心筋梗塞）が少なくなります。

脳卒中は少ない人がやや上がり、多い人はがんと逆転しています。人数的には少ないと言えます。

これはあくまで統計ですから「あなたにも絶対当てはまる」ということではあ

図11　年齢標準化血清コレステロール値別死亡率

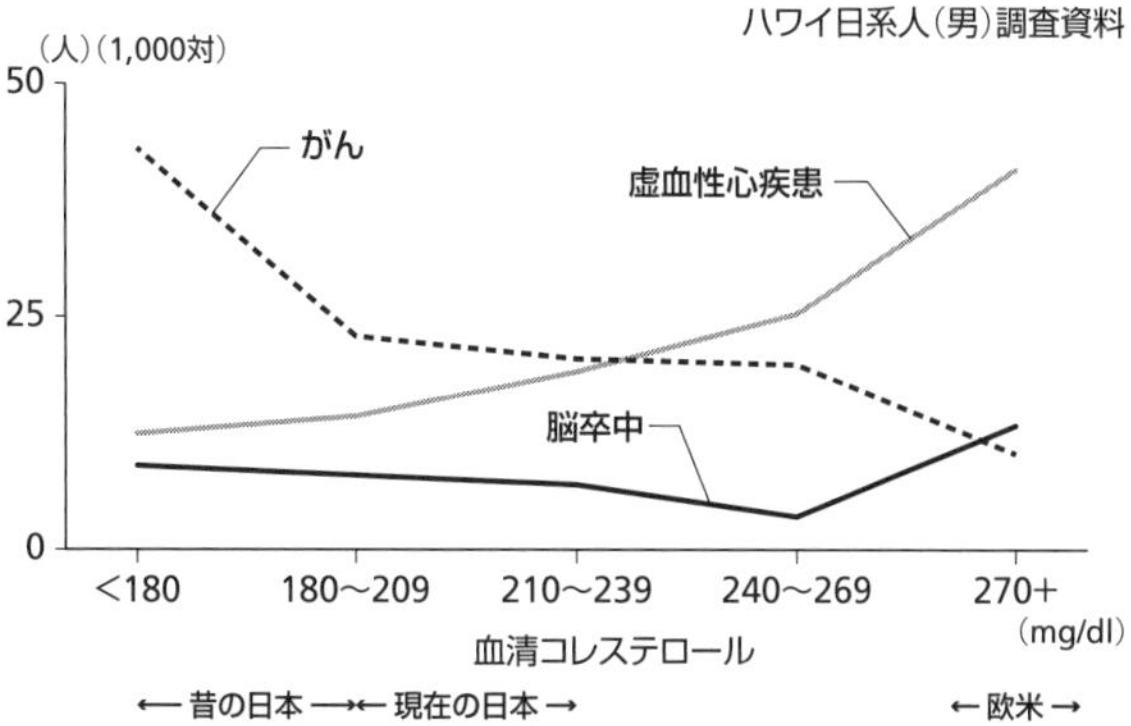

出典：Kagan A et al. American Journal of Epidemiology 1981; 144(1): 11.

りません。言うまでもなく、**人それぞれ仕事や生活、環境も違う**からです。病歴や体の強さ、遺伝的な要素も違います。

結局、どうするかは自分で選ぶしかないのだと思います。

その際に「コレステロールは害」と一方的に決めつけるのではなく〝実態〟を知っておいたほうがいい。そのために、これまで様々な実態調査の結果をお伝えしてきたわけです。

「でも自分の人生がかかっているのだから、そう簡単には決められないよ」

という人も多いでしょうね。そんなあなたは、次章以降もお読みください。

ずっと悪者にされてきた**コレステロールとは何なのか、本当に摂っても大丈夫なのか**、どんな生活を心がければいいのかなど、さらにくわしい話をしていきます。

第2章

痩せる〝やせ我慢〟は寿命を縮める

元気な幸齢者になるか、しょぼくれて日々を過ごすか

高齢者医療の現場にいて感じるのは、「元気な人」と「元気がない人」との二極化です。

元気な人は、80歳を過ぎてもバリバリ働いたり、趣味や日々の生活を楽しんだりしています。「あれをしたい、これもしたい」と前を向いているのを感じます。一方、元気がない人は、あちこちの不調を訴え、家と病院を行ったり来たりしています。「あれができなくなった、これもダメになった」と後ろ向き。家族に「〇〇をしたら」と促されても、「いや、△△だからムリ」と否定してしまいます。

この差は、どこから来るのでしょう？　精神科の医師としては「心構えの違いだ」と断言したいところですが、それだけではないようです。

私は「肉の摂取量の違い」が大きな要因になっていると思っています。

厚生労働省の調査によれば、**70歳以上の日本人の5人に1人は「たんぱく質不足」**だと言います。しかし私はそれどころではなく、半数以上の人がたんぱく質不足だと思っているのです。

肉をよく食べる欧米人は、かなり高齢になっても活気にあふれ、精力的に動き回っています。70歳を超えてセックスを楽しんでいる夫婦も少なくありません。日本の高齢者との大きな違いです。

肉を食べて長生きするか、我慢して早死にするか

少し古い調査ですが、「広島の日本人とハワイの日系人の栄養比較」のデータがあります。1965年から85年までの20年間で、広島の人の動物性たんぱく質

図12　広島の日本人とハワイ日系人の栄養比較
（男 1965年時年齢45〜69歳）

	日本		ハワイ	
調査年	1965	1985	1965	1985
対象者（人）	199	148	1,305	781
総熱量（kcal）	1,998	1,890	1,962	1,972
たんぱく質（g）	64.5	72.3	81.2	80.1
うち 動物性（g） （%）	28.5 （44.2）	38.1 （52.7）	58.1 （71.6）	51.3 （64.0）
脂肪（g）	30.9	47.0	68.4	70.1
脂肪熱量／総熱量（%）	13.9	22.4	30.9	31.3

出典：加藤寛夫、早渕仁美. 栄養学雑誌 1989; 47(3): 121-130.

や脂肪の摂取量は大幅に増えていますが、ハワイに比べてかなり少ないのがわかるでしょう。

ハワイの人は栄養指導を受けた結果、動物性たんぱく質は減り、脂肪は微増です。それでも日本のほうが断然少ないのです。

実際、ハワイの日系人のほうが日本人より長生きしています。

日本もこの間に平均寿命が延びましたが、**理由は肉を食べ、脂肪が増えたため**なのです。

肉を食べなくてはいけないのに、なぜ摂取量が増えないのか

私は「高齢者こそ、肉を食べたほうがいい」と言い続けています。肉は血管を始め、人間の体を丈夫にするからです。それだけでなく心の健康にもいい。意欲や元気の源になるのです。

ところが、多くの医師は私とは逆のことを言っています。「脂肪は減らしましょうね。お肉よりお魚がいいです。余計な脂肪は摂らないように」と。

それは「コレステロール害悪説」が信じられていたからです。

1980年前後、戦後30年を経て日本が豊かになるにつれ、食事も西洋化しました。それと同時に「肉を減らしましょう」という風潮が高まったのです。当時、アメリカ人は1日300gの肉を食べていました。日本人はわずか70gです。

アメリカでは心筋梗塞が死因の1位でした。そこで「肉を300gから200gに減らしましょう」という対策が取られました。ところが70gしか食べていない日本も、アメリカの影響を受けてしまったのです。

沖縄の人が〝長寿県〟から転落した顛末《てんまつ》は、前章で話した通りです。沖縄の人だけでなく、みなさんも、肉や脂肪の多い食事は「コレステロールが多いから」と避けていませんか？　あるいは、心のどこかで、何となく「本当に食べていいのかな」と〝罪悪感〟のようなものを抱いてはいないでしょうか？

しかし、**肉や脂肪を避ける必要など、まったくない**のです。

たしかに、40代、50代の中年期までは、コレステロールが〝多過ぎる〟と動脈硬化を起こすリスクが高まるとさかんに言われています。しかし近年では「コレステロールが動脈硬化を起こす」という説そのものが、世界的にも見直されています。これについては後ほどくわしくお話しします。

肉の摂取量が多い国から寿命が延び出した

日本人には〝粗食信仰〟なるものが根付いているようです。

例えば「仙人を思い浮かべてください」と言われたら、どんなイメージを描きますか？　おそらく「白いあごひげを生やし、よれよれの着物を纏《まと》い、杖を突いた、痩せた老人」といった感じでしょうか。不思議ですが、そんな回答が多いのです。これも日本人に〝粗食信仰〟があるからだと思います。「我慢は美徳」とか「武士は食わねど高楊枝《たかようじ》」といった言葉に共鳴する人が多いのも、同じ理由からでしょう。

実生活で植物性たんぱく質を好むのも、やはり同じような理由があるのかもしれません。自然の恵みに感謝し、みんなでそれを分け合っていただく。もちろん

図13　世界の年間1人当たり食肉消費（供給）量（1890年）

オーストラリア	111.6kg
アメリカ	54.4kg
イギリス	47.6kg
スウェーデン 及び ノルウェー	39.5kg
ベルギー 及び オランダ	31.3kg
オーストリア	29.0kg
スペイン	22.2kg
プロシア	21.8kg
イタリア	10.4kg
日本	3.0kg

資料・英国統計協会統計資料 1890年
伊藤記念財団『日本食肉文化史』1994年

とても素晴らしいことなのですが、ともすれば日本人の平均寿命を抑えていたことも事実です。

図13は、1890年当時の食肉消費量の調査データです。1年間にどれだけの肉を食べたかを示すもので、日本人の消費量がケタ外れに少ないことがわかります。

オーストラリアは111・6kg。これは1日当たり306gになります。

日本人は3kgですから、1日当たり8g。その差は歴然です。

そしてこの頃、1890年当時に、世界で初めてオーストラリアの平均寿命が50歳を超えました。続いて、肉の消費量の多い国から、寿命が延びていったのです。以上の事実からも、「肉を食べると長生きする」ということがわかります。

ちなみに、当時の日本の平均寿命は30歳でした。50歳を超えたのは1947年になってからです。世界からは50年以上遅れました。

驚くかもしれませんが、今では**〝世界一の長寿国〟として知られる日本は、つい75年前までは50歳まで生きられない〝短命国〟**だったのです。

植物性から動物性たんぱく質の摂取へ

なぜ日本人の寿命が延び始めたのか？　それは他の国と同じように、肉を食べるようになったからです。

図14　日本人の1人1日あたりの植物性たんぱく質と動物性たんぱく質摂取の推移

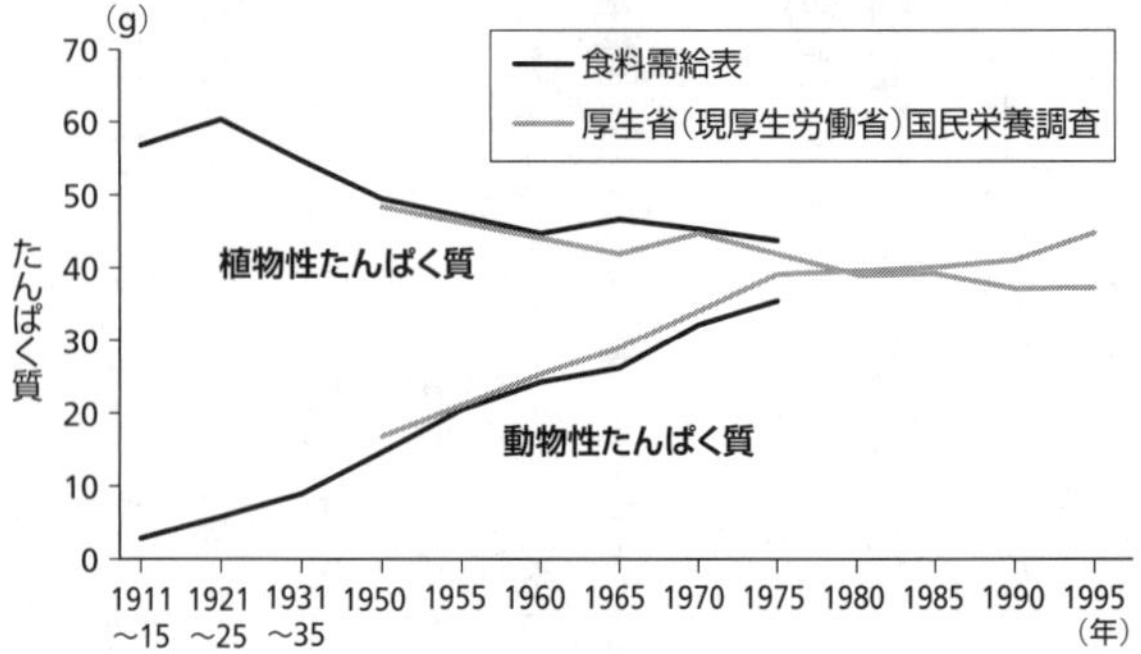

出典：Shibata H, Kumagai S. Reviews in Clinical Gerontology. 2002; 12(2): 97-107.より作成

戦後、暮らしが豊かになるにつれ、食生活も大きく変わってきました。

図14は、「植物性たんぱく質と動物性たんぱく質の摂取量の推移」の調査です。

1800年代には肉をほとんど食べなかった日本人も、明治時代に入ると、少しずつ肉の消費量が増えていきました。

そして、**動物性たんぱく質が増え、植物性たんぱく質が減ってくる**のと同時に、寿命が少しずつ延び始めます。図14で、動物性と植物性が逆転する頃から、平均寿命は一気に延び始めました。

図15　センチナリアンの総熱量に占めるたんぱく質熱量の割合

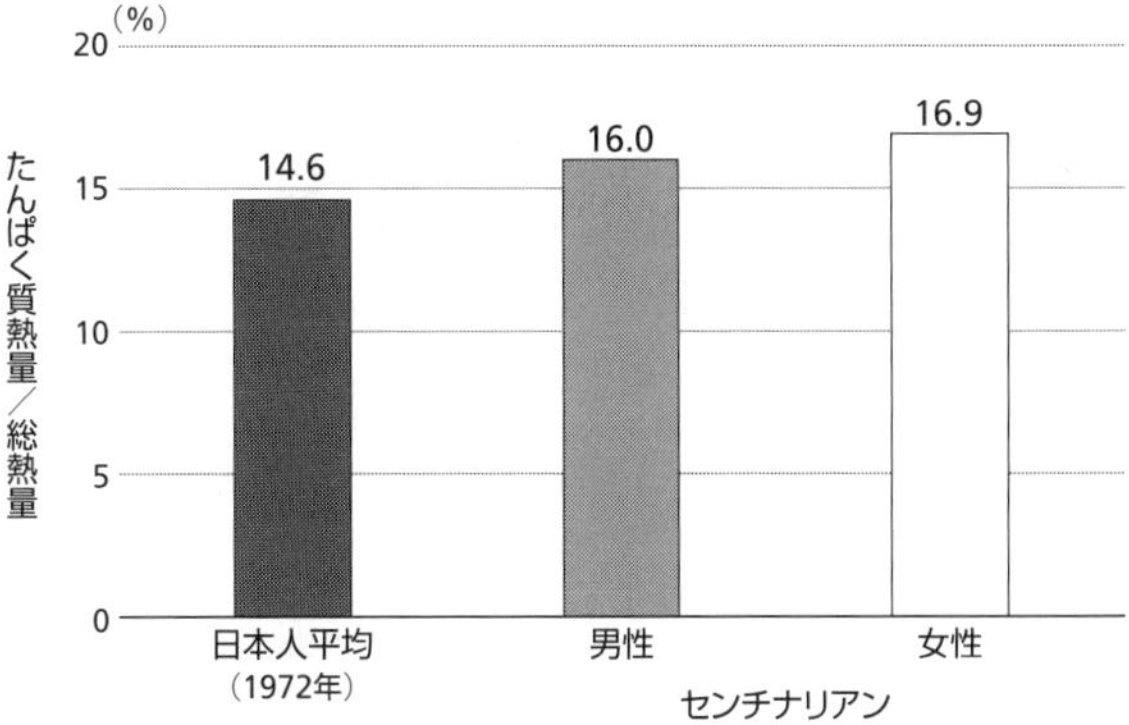

出典：Shibata H. et al. Nutrition and Health 1992; 8(2-3): 165-175.

このことは、柴田先生が行った「百寿者」の実態調査でも証明されています（図15）。日本人の平均よりセンチナリアン（＝100歳以上の人）のほうが、多くのたんぱく質を摂っていることがわかります。

100歳を超える人は、当時はかなり珍しい存在でした。日本全体でも500人ほどしかいなかったと言われます。イメージとしては草食でガリガリに痩せた〝仙人〟が思い浮かびます。柴田先生も調査前は、そう思っていたと言います。

ところが実際に会ってみると、想像とはまるで違っていたそうです。好んで肉を食べ、ぽっちゃり太った人が多かったのです。

日本人は今かなりの低栄養。戦後の飢餓状態に近い

もう一つ、驚きの実態をお伝えしなくてはなりません。

それは、現代の日本人が低栄養状態にある、という厳しい現実です。

71ページの図16は、日本人の総熱量摂取量の推移です。みなさんが常々気にしているカロリーのことです。

1946年の終戦直後には、日本人の摂取カロリーは1903㎉でした。飢餓状態と言われた頃の数値です。

その後は1960年代、70年代と順調に増えていくのですが、1980年代か

図16　日本人の総熱量摂取量の推移

年	1946	1960	1970	1980	1990	2000	2010	2019
総熱量（kcal）	1,903	2,096	2,210	2,084	2,026	1,948	1,849	1,903

出典：国民栄養調査より

らは減少に転じます。そして２０１０年には、なんと１８４９kcalに。戦後の飢餓状態の頃よりも低くなってしまったのです。その後、やや持ち直しましたが、２０１９年は、１９４６年と同じ数字です。

つまり、**私たち日本人は今現在、栄養失調の状態にあると言える**のです。

戦後の頃は、肉や脂肪は食べられませんでしたが、米などの穀物を食べていました。これらの糖質は熱量（カロリー）が高いため、ぎりぎり持ちこたえられていたわけです。

「じゃあ、なんで日本人はそんな状態で長生きになったの？」と疑問が湧くでしょう。それはやはり、肉や脂質を摂るようになったからなのです。コレステロールが体を丈夫にする仕組みについては、後ほど説明しますが、まず今日本人が低栄養に陥っている、という危険な事実を知っておいてほしいと思います。

コレステロール元凶説。最大の被害者はまじめな高齢者です

日本人が食べなくなっている、食が細くなっていることは、他の調査からもわかります。

図17は世界各国の1日の総熱量（カロリー）の推移ですが、日本の低さは一目瞭然です。日本より低いのは、北朝鮮とルワンダだけ。北朝鮮の貧困状態についてはみなさんも想像できるでしょう。ルワンダは民族対立が激しく、かつては大虐殺が行われたこともありました。北朝鮮と同様に、豊かな国とはほど遠いでしょう。

図17　世界各国の総熱量（供給量）の推移（1人1日あたり：kcal）

	1992年	2013年
日本	2,943	2,726
韓国	3,001	3,334
北朝鮮	2,222	2,094
中国	2,468	3,108
香港	3,093	3,290
台湾	2,974	2,997
マレーシア	2,767	2,916
インドネシア	2,416	2,777
タイ	2,271	2,784
ベトナム	1,923	2,745
ガーナ	2,118	3,016
ルワンダ	1,891	2,228
アメリカ	3,559	3,682
イギリス	3,271	3,424
フランス	3,549	3,482

出典：FAO Food Balance Sheets

しかし、日本は経済大国であり、豊かな国のはずです。そんな**日本の栄養状態が悪くなっているのは、「食べられない」からではなく「食べないから」**なのです。

その原因は、何度も話しますが「コレステロール害悪説」が大きいと、私は思っています。ここまで説明してきたように、様々な実態調査によって「コレステロールは悪くない」「下げるとよくない」ということがわかっています。

「コレステロールは悪にあらず」という実態が知られていないのです。それどころか、いまだに「コレステロールは害悪」という風潮が世の中にあり、皆が信じているのです。やはり、大きな問題と言わざるを得ません。

コレステロールを下げて被害をいちばん受けるのは、高齢者のみなさんです。若い世代は、正直、下げても大きな影響は出ません。免疫力が高いため病気にも打ち克てますし、性ホルモンも十分なので活力もあるからです。若い世代にコレステロール不足の悪影響が出るとしても、風邪や感染症にかかりやすくなることくらいでしょう。

しかし、高齢者は違います。絶対値が下がっているので、心と体の健康を維持していくには、コレステロールを欠かさないことが、絶対条件になるのです。とくに命にかかわる病気をしたくないなら、絶対に下げてはいけません。

日本を元気にしたいなら若い世代もコレステロール摂取を

40歳代、50歳代の方にも同じことが言えます。「60歳になったからコレステロールを摂ろう」と思って、いきなりできるものではありません。体力の低下を自覚する年代になったら、コレステロールを積極的に摂るべきです。最近の言葉で言うなら〝コレ活〟でしょうか。

日本は今、世界でも1位か2位の長寿国ですが、このままいけばわかりません。GDPを始め、**国力の低下や少子化の問題も、低栄養が原因**だと私は思っています。日本の将来は、若い世代も含めた〝コレ活〟にかかっていると思うのです。

40〜50歳代になると、コレステロールを下げる害が深刻化してきます。うつ病にはなりやすくなるし、ED（勃起不全）やサルコペニア（筋肉減少症）にもなりやすい。女性は、お肌や髪の艶《つや》やハリがなくなるし、骨粗しょう症にもなりやすくなります。

さらに、認知症も20年くらいかけて発症することがわかっているので、この時期からの対策が大切です。最も憂慮すべきは、がんや脳卒中です。

40代ぐらいから増えていく病気や不具合のほとんどは、コレステロールが絡《から》んでいる、と言っても過言ではありません。

それなのに、わざわざコレステロールを抑えてしまっているのです。それは、中・高年にとって〝自虐行為〟と言えるでしょう。

もっと言うと、今回のサプリの一件もそうですが、下げる必要もないコレステロールをわざわざ薬品を使って下げるのは、私から言えば〝自爆行為〟でしかないのです。

コレステロールは
すべての細胞をつくっている

人間はコレステロールなしでは生きていけません。なぜなら人間の体は、コレステロールを材料にしてつくられているからです。

人間の体は60兆個の細胞が集まってできています。その一つ一つの細胞膜の材料になっているのが、コレステロールです（厳密に言うと、コレステロール、たんぱく質、リン脂質から構成されています）。

私たちの体は、**内臓も筋肉も、骨も肌も、血管も髪も、コレステロールがなければ成り立たない**のです。また、脳や神経細胞も大半がコレステロールでできています。さらには、男性ホルモンや女性ホルモン、ステロイドホルモン、胆汁やビタミンDもコレステロールを原料にしてつくられます。

つまりコレステロールは、体をつくる構成要素であるだけでなく、体を正常に機能させるためには不可欠な要素なのです。

なぜ年を取るほど
コレステロールが必要なのか

コレステロールの役割はこれだけではありません。人体は60兆の細胞でできていますが、その一つ一つは常時、傷ついたり、死滅したりしています。その際に、細胞を修復したり再生したりするのにも、コレステロールが使われるのです。

当然ですが、年を取るほど体は劣化します。皮膚や筋肉の劣えは自覚しやすいですよね。でも、見えない血管や内臓、脳、骨なども劣化しているのです。

つまり、細胞が古くなっているということです。修復や再生の機会は、年を取るとともにどんどん増えていきます。

体内にコレステロールが十分にあれば、どんどん投入して、細胞を修復したり、作り直したりすることができます。ところが、コレステロールが不足していると、細胞は劣化の一途を辿《たど》ってしまうのです。

人間の体はとてもよくできていて、一定の状態を維持しようとします。細胞が傷ついたら修復しようとするし、修復にコレステロールが大量に使われたら、補充するためにコレステロールを大量に生成しようとします。もちろんこれは、自覚することなく体内で自然に行われているのですが、この仕組みを「ホメオスタシス」と言います。日本語では「恒常性」です。

年を取るとコレステロール値が上がるのは、こうした仕組みがあるためです。常に**細胞の修復や再生ができるよう、コレステロール値を高めている**わけです。そうやって、老化する体を守り、維持しようとしているのです。

中高年になると、コレステロール値が高まってくるのは、こうした理由もあってのことです。つまり、人体を維持するための自然な反応というわけです。

もちろん、食事によって摂り過ぎていたら、多少はコレステロール値が高くなることもあるでしょう。しかし、ほとんどの場合は、高齢化に伴う自然な〝生理現象〟と言えます。

「高齢者はコレステロールを下げてはいけない」と私が言うのはこのためです。せっかく人体に備わった素晴らしいシステムが働いて、コレステロールを増やしてくれているのに、あろうことか無理やり下げてしまう――。

知らぬとは言え、いかに愚かな思いこみかわかるでしょう。健康診断のコレステロール値が少しくらい高くても、心配することはありません。それよりも、無理に下げるほうが、よっぽど心配なのです。

コレステロール値を下げると
なぜ、がんになりやすいのか

ここまで様々な実態調査の結果を紹介しながら、「コレステロール値は高めのほうが長生き」「低いほうが早死にする」と伝えてきました。

また統計や調査データを見るまでもなく、私自身が長年、高齢者医療の現場にいて感じてきた傾向でもあります。

がんについても同じことが言えます。「コレステロール値が高い人ほどがんになりにくく、低い人ほどなりやすい」という相関です。

なぜなのか？　私も最初は不思議に思ったのですが、考えてみれば当然のことでしょう。なぜなら、**がんは免疫力に深く関わっている**からです。そして、免疫力はコレステロールに関係しているからです。

つまり、以下の通りです。

コレステロール値の高い人は免疫力も高く、コレステロール値の低い人は免疫力が低い。

そして、免疫力の高い人は、がんや感染症などの病気にも対抗でき、免疫力の低い人は、がんや感染症にかかりやすい。

これが実態調査にもはっきり表れていたわけです。「コレステロール値が高い人は、がんにもかかりにくいし、長生きもする」。反対に「コレステロール値が低い人は、がんにもかかりやすいし、早死にする」というデータです。

免疫力を高めたいなら コレステロールは下げてはいけない

免疫という言葉はよく耳にします。でも「免疫って何ですか?」と聞かれると、なかなか答えられません。

免疫とは、何なのでしょう?

簡単に言うと、人体に備わった「防衛システム」です。人間の体には、細菌やウイルスなどが侵入してきます。こうした病原体だけでなく、大気や水の中にある有害物質、食物に含まれる毒素なども入ってきます。

例えば、花粉症も免疫システムの一つです。花粉症の人が**くしゃみをしたり、鼻水が大量に出るのは、防衛システムが働いて、体内に侵入してきた花粉を排除しようとしている**のと、免疫が過剰に反応して抗体が作られ過ぎるからとされています。

免疫システムは、外から来る敵だけでなく、体内に現れた敵に対しても働きます。例えば、がんは一つの細胞が変異して〝がん化〟することから起こります。がん細胞は、がん化してすぐなら免疫によって退治できます。しかし放っておくと、次第に大きくなり、腫瘍《しゅよう》になっていきます。これががんです。

コレステロール値を下げて免疫力の働きを弱めてしまうと、外から入って来る敵にも、体内に現れる敵にも対抗できなくなります。よって、病気にやられやすくなるのです。「免疫力を高めましょう」というのは、そうした内外の敵に対抗できる体にしましょう、ということなのです。つまりコレステロールは害悪どころか〝体を守る鎧《よろい》〟だと言えるのです。

ちなみに、免疫細胞にはリンパ球、ナチュラルキラー細胞、マクロファージなど、様々なタイプがあり、どれもコレステロールから作られています。コレステロールが体内に十分に足りていてこそ、高い免疫力が発揮され、病気になりにくい体ができるのです。

テストステロンが低下すると性欲も意欲も低下する

体を守る鎧——。コレステロールのさらに大きな役目は、心を守ることです。

コレステロールは体内に160〜180gありますが、その25%は脳の中にあ

図18　コレステロールの役割

1 体内に160〜180g、このうち脳に25%、神経系全体では37%含まれる	**2** たんぱく質、リン脂質とともに細胞膜を構成
3 性ホルモン、ビタミンD、ステロイドホルモン、胆汁の原料	**4** 認知能力、抗うつ作用に関連

ります。神経系も含めると37%。つまり脳が正常に働くのも、心が活発に動くのも、コレステロールが十分にあってのことなのです。

高齢者を診ている私は「元気がある人」と「元気がない人」に二極化をしているのを強く実感しています。「意欲」の差とも言えます。

意欲には「男性ホルモン」が深く関係しています。男性ホルモンの**テストステロンの量が不足すると、意欲や活力が落ちてしまう**のですが、この材料になっているのがコレステロールです。

男性ホルモンは、性欲や性機能を高めることが知られています。EDも男性ホルモンの不足が関係しています。ホルモン注射によって改善するのは、このためです。

男の子が思春期を迎えると、性欲が強くなりますが、これも男性ホルモンが急激に増えるからです。男子が中学生くらいからスポーツに夢中になったり、暴力的になったり、学力が急に上がり出したりするのも、男性ホルモンの影響です。競争心や闘争心が高まるのです。

つまり男性ホルモンは、活動意欲を生み出す源なのです。「元気ホルモン」と呼ばれるのはこのためです。

不足すると、意欲が湧かず、何をするにも億劫《おっくう》になります。

男性が高齢になると、家に閉じ籠《こも》りがちになるのは、男性ホルモンが低下してくるからです。

セロトニンが不足すると幸福感が薄く
ストレスにも弱くなる

脳内で**神経伝達物質のセロトニンを運搬するのも、コレステロールの役割**です。セロトニンは「幸せホルモン」とも呼ばれ、充足感や多幸感、心を穏やかに保つ役目を果たします。

セロトニンが不足すると、何事にも興味が湧かなくなったり、満足感が得られなかったり、気持ちが沈み込んだりします。また、イライラして、キレやすくなったりもします。

さらに、精神科医としては、うつ病との関係も指摘したいところです。

セロトニンは、男性ホルモンと同様で「意欲」に大きな影響をもたらしています。コレステロールが不足すると、セロトニンがスムーズに運搬されなくなり、心が不安定になるのです。

このように、コレステロールは人の心を活性化し、悲しみや不安、ストレスから心を守ってくれる物質と言えます。

27ページの実態調査のグラフ（図2）をもう一度見てください。コレステロール値が低い群の死因には「事故・自殺」が多いことがわかりますね。これは、コレステロールの不足によって男性ホルモンやセロトニンが不足し、精神的なダメージを受けやすくなったことが深く関係しているのだと思います。

老化は体ではなく意欲の低下から始まる

アメリカの実業家・詩人のサミュエル・ウルマンの有名な言葉があります。

「年を重ねただけでは人は老いない。理想を失うときに初めて老いがくる」と。

私はかねがね「人間の老化は意欲低下から始まる」と言っていますが、国や時代が違っても、老いが〝心の老化〟から始まることは共通なのです。

意欲が低下すると、外出するのも面倒になるし、人に会いたくなくなります。すると、歩かなくなるし、おしゃれもしなくなる。

「あれをしてみよう、これもやりたい」と思えば頭を使うし、実際に動けば体も使います。しかし、意欲が低下して使わなくなれば、体の機能も脳の機能も、どんどん錆《さ》びついていってしまいます。

「廃用性萎縮」という症状があります。例えば、**ケガで入院をして、ベッドで寝た状態を続けるうちに、筋肉が衰えていってしまう**ことです。すると、体が動かなくなるだけでなく、精神的にも衰えてしまうことがあるのです。

つまり、心から始まる老化もあるし、体から始まる老化もある。大事なのは、いずれにせよ老化を放っておかないことです。

老化のスピードは、年齢とともに増していきます。しかも、**一度老化を受け入れてしまうと、あっという間に加速してしまう**のです。

老化を食い止めるためには、どうするのか？

それにはたんぱく質をしっかり摂取することです。肉を始め、しっかりと食べる。意欲の材料であるコレステロールを十分に保っておく工夫が肝心なのです。

女性の美しさや若々しさには女性ホルモンの働きが重要

コレステロールは、美容面でも重要な役割を担います。〝美〟は女性ホルモンによるところが大きいのですが、ここにもコレステロールが使われるのです。

女性ホルモンがしっかり分泌されていると、お肌や髪が潤い、艶やかで、滑らかになります。反対に分泌されないと、カサカサ、パサパサになり、シミやシワが出やすくなります。

女性ホルモンは、健康面にも大きな影響を及ぼしています。骨を丈夫にする、血管の丈夫さや柔軟性を増す、記憶力を高めるなどの働きをするのです。

女性は閉経すると、女性ホルモンがかなり減ることが知られています。しかし完全になくなるのではなく、少しずつ分泌されます。その状態をできるだけキープするためにも、コレステロールを摂取することが重要なのです。わざわざ自分から減らすのは〝美〟を捨てるようなものです（家族性高脂血症などの疾病を持つ場合は別です）。

先ほど、高齢の男性は家に閉じ籠りがちになる人が多いと話しました。思い当たりませんか？　原因は男性ホルモンが減少するためです。

反対に、高齢の女性は活発になります。外に出て、楽しく人付き合いをしたり、積極的に社会活動に参加したりします。これも男性ホルモンが増加するからなのです。閉経後、女性ホルモンは減りますが、男性ホルモンは増えることがわかっています。

よく食べて、十分なコレステロールを備えることで、男性ホルモンをしっかり分泌させる。そういう人は意欲的ですし、美しく、若々しくいられます。だからますますおしゃれをして、外に出て人と付き合うのが楽しくなる。そうやって活力の好循環が生まれていくのです。

テストステロンが減ると寝たきりになるリスクが増える

男性ホルモンは筋肉とも関係しています。筋肉を増やすと男性ホルモンも増えるし、男性ホルモンを増やすと筋肉も増えます。私の患者さんには「男性ホルモン補充療法」を受けている人がいますが、筋肉が付きやすく、ご本人は「ゴルフの飛距離がのびた」とご満悦です。

登山家の三浦雄一郎さんは80歳で〝エベレスト世界最高齢登頂〟を成し遂げました。実は、彼の偉業の裏には男性ホルモンの支えがあります。

76歳の時にスキーで転倒し、骨盤と大腿骨を骨折。筋力が低下し、気力も削《そ》がれますが、医師から勧められ、男性ホルモン（テストステロン）を注入し始めたそうです。これが功を奏しました。次第に気力や体力が回復し、筋力も戻っていきました。そして偉業を達成したのです。

高齢になると、筋肉が減っていきます。70代になるとそれが加速し、**80歳では太ももの筋肉量が30歳のときの3分の1になってしまう**と言われています。

また、筋肉が減ってくるとサルコペニア（筋肉減少症）という状態になり、歩行はもちろん、日常生活に支障が出てくる人もいます。

高齢になり、筋肉量が落ちれば、体を動かすのが億劫になります。でもここで「もう年だから」と動かない生活をしてしまうと、筋肉はどんどん減ってしまうのです。こうなると、転倒のリスクも高まります。もし骨折して入院することにでもなれば、筋力はさらに低下して、寝たきりになる可能性もあるのです。

高齢者にとっての筋力低下は「晩年を元気で過ごせるか否か」の命運を握ると言っても過言ではありません。

筋力を維持し、元気で過ごすためには、やはり普段から肉を食べ、コレステロールを十分に摂取しておくことです。そうやって男性ホルモンを維持するよう努めることが大切なのです。

ちなみに、高齢者の中には、**背中を丸め、お腹を前に突き出した姿勢で歩く人**をよく見かけます。失礼ながら〝しょぼくれた老人〟に見えますよね。筋肉が減り、脂肪が溜まりやすくなったからなのです。

第3章

脂肪があなたを強く美しくする

脂肪の多い食事でも太りません

みなさんは、こう思っていませんか？

「コレステロールの多い食品を食べると太る」と。

でも、それは大きな誤解です。

おそらく、多くの人は次のようにイメージをしているのでしょう。

「コレステロールの多い食事＝脂肪が多い＝内臓に脂肪が溜まる＝太る」と。

しかし、実際は違います。

コレステロールの大部分は肝臓で作られています。食事から摂取するのは2割ほどで、8割は体内で作られるのです。このため、食事でコレステロールを摂らないようにしても、ほとんど影響がありません。脂肪の多い食事で太ることはないのです。

私がこんな説明をすると、ほとんどの人は半信半疑の顔でさらに質問をしてきます。

「でも、肉や揚げ物など、脂肪の多い食事をしたら太りますよね？」と。

いいえ、それも誤解です。

確かに肉や油を使った料理には、コレステロールだけでなく中性脂肪が多く含まれています。しかし「中性脂肪の多い食事を摂ったから太る」ということはないのです。

なぜか？　私たちが食べたものは、胃で消化され、腸でさらに分解され、血液中に送られます。この流れは、みなさんもよく知っていますね。

中性脂肪は**小腸で分解されて「カイロミクロン」という物質になるのですが、これが血液中に入ると、脂肪吸収が抑えられる**のです。このため「脂肪の多いものを食べる＝体脂肪が増える」ということにはならないのです。

では、なぜ太るのか？

それは、炭水化物などの糖質が原因です。

糖質は小腸で分解されてブドウ糖になり、血液の中に入って全身を巡ります。

そして、体や脳を動かすエネルギーとして使われます。しかし、糖質を多く摂り過ぎたり、運動量が少なかったりすると、ブドウ糖を使い切れず、血液中で余ることになります。

この余ったブドウ糖が、中性脂肪に変わり、脂肪組織として体内に蓄積されていくのです。お腹まわり、太ももや二の腕などにボヨヨーンとついたお肉の正体は、余った糖質から転じた脂肪だったわけです。

以上が「コレステロールや脂肪を摂っても太らない」という理由です。

内臓脂肪は悪とは限らない。免疫細胞も作られる

第1章で紹介した実態調査からもわかるように「少し太めの人のほうが長生き」という結論は〝新たな常識〟になるべきです。世界の医学界では、もはや疑う余地もない学説と思われているからです。

日本では**「内臓脂肪はよくない」と一刀両断にされます**が、「やや肥満のほうが長生き」と統計データには表れているわけですし、「内臓脂肪から免疫細胞が作られる」という生理もわかってきています。

とはいえ、脂肪があまりにも多いとなると、話は別です。例えば、私は見た目には〝ちょい太め〟くらいですが、中性脂肪は放っておくと2000㎎です。中性脂肪の基準値は30～149㎎とされているので、数値主義の医師からは〝危険〟と言われます。

私自身はとくに問題ないと思っているのですが、1000mgを超えると急性膵《すい》炎になりやすいと言われたので、最近は薬を飲み始めました。膵炎はあらゆる病気の中でいちばん痛いと言われ、さすがに考えました。やはり痛い思いをするのは嫌ですからね、そのための対策です。

まあ、私のように数値が高過ぎるのは問題だとしても、高齢者の方が基準値を多少上回るくらいなら大丈夫だと思います。

本当は「○○○mg」までなら放っておきなさい、と明言したいところですが、個人差があるので、数値は明言せず、私の例を話すに留めておきます。

ちなみに、私の肌はモチモチでプルンプルン。女性の編集者などにもうらやましがられます。たぶんコレステロールや中性脂肪が多いからだと自負しています。

肌がみずみずしいのは脂肪のおかげです。〝水分によるもの〟と勘違いしている人がいますが、水分が多いとむくむのです。女性男性とわず**肌のハリなど、美**

容に必要なのは水分ではなく脂肪です。

本当は太っていないのに「私は太っている」と思いこんでいませんか

自分の体型を気にする人は多いでしょう。

「私は肥満なのか、標準的なのか、それとも痩せているのか？」

体型は主観によるものなので、判断にばらつきが出ます。私がよく感じるのは、まったく太っていない人が「自分は太っている」と思いこんでいることです。痩せている人が「あと5キロぐらい落とさなきゃ」などと言うので、「そんなに痩せたら逆に体によくないですよ」と伝えると、納得しない表情を見せます。

では、どこからが肥満で、どこからが痩せなのか？

それを知る〝指標〟としてよく使われるのが「ＢＭＩ」(Body Mass Index＝

ボディ・マス・インデックス）です。メタボ健診などでも登場しますね。
「体重÷身長（m）の2乗」
という簡単な計算で割り出せます。
例えば、身長170cmで体重が65kgの人なら、
「65÷(1.7×1.7)＝22.5」なので、「BMIは22・5」となります。
日本肥満学会の判定基準は、次のようになっています。

18・5未満　　　：低体重
18・5〜25未満：普通体重
25〜30未満　　：肥満（1度）
30〜35未満　　：肥満（2度）
35〜40未満　　：肥満（3度）
40以上　　　　：肥満（4度）

みなさんも自分のＢＭＩを計算してみてください。いくつでしたか？

日本では22が「標準」とされています。これを基準に「私は痩せている」とか「太っている」と判断する人が多いのですが、そこには大きな問題が２つあると思っています。

一つ目は〝ＢＭＩの標準〟を本当に信じていいのか、ということ。

二つ目は、**痩せる必要のない〝標準〟の人が「痩せなきゃ」と思い、食べなくなる**こと。そして、太らなきゃいけない〝痩せ型〟の人が「痩せている」という判定に満足して、それを維持しようとすることです。

みなさんは〝ＢＭＩの判定〟なるものを信じ、〝痩せがいい〟と思い込んでいるのでしょうが、実はそれは大間違いです。それどころか、とても危険なことなのです。

元気で長生きしたいなら〝太め〟がいい。ダイエットなんて自殺行為です

第1章では、様々な実態調査のデータをもとに、「コレステロール値が高い人が長生き」で、「低い人が早死にする」とお伝えしました。日本一の長寿県だった沖縄が、脂肪摂取を減らすよう指導され、平均寿命が全国の最下位レベルまで転落してしまった悲劇も話しました。日本人の〝痩せ願望〟が高じた結果、終戦の頃よりさらに栄養状態が悪化していることも、お話しした通りです。

痩せることとは、決してよいことではありません。それどころか、命を縮めることにもなりかねません。高齢になるほど、その危険性は増していきます。

高齢者の多くは食が細くなり、自然に痩せていきます。すると体力や筋力が低下し、足腰も弱まります。足腰が弱ると転倒のリスクが高まります。また、食べ物を咀嚼《そしゃく》して飲み込む力も弱くなり、誤嚥性肺炎を起こしやすくなります。この

ように、**大きなトラブルに見舞われると、一気に衰弱していくのも高齢期の特徴です。**

つまり、痩せるのは厳禁なのです。ダイエットなどもってのほかです。健康に長生きしたいのなら「少し太め」くらいがちょうどいい。「ＢＭＩが25～30」くらいを目指すべきです。実際、このくらいの人のほうが長生きすることは、数々の研究で明らかにされています。

反対に、18・5未満の「低体重」になると、死亡率は大幅にアップします。私の経験からも、痩せている人は早死にする人が多く、少し太めの人には長生きする人が多いと実感しています。しかも、太めの人は長生きするだけでなく、活力にあふれ若々しいのです。

ところが、メタボ健診でＢＭＩが25～30の人は「肥満度1ですね。少し体重を落としてください」などと言われてしまいます。せっかく元気で長生きできる

〝理想体重〟なのに、わざわざ減らせと指導されてしまうのです。

近年では「高齢者のBMIは高めのほうがいい」と指針が修正されるようになりましたが、一般の方はほとんど知りません。それどころか、医師でさえ知らない人がいるようです。

これは悲劇と言えるでしょう。実態を知らない医師に「痩せろ」と言われ、指示通りにしたらどうなるか？　命を縮めてしまうことになりかねないのです。

若い人も痩せるのは危険。でも〝大太り〟も危険です

私がこのように話すと、若い世代からはこんな反論が返ってきます。

「太めがいいのは高齢者だけ。若い世代は太っちゃダメですよね」と。

確かに、若い世代は太ることには抵抗があるでしょう。しかし同じく「痩せて

いるからいい」とは言い切れないのです。

私の知人に「日本一の不妊の名医」と言われる人がいます。彼を訪ねて全国から若い女性が不妊治療に訪れるのですが、その9割は「若い頃にダイエットをしていた人」だと言います。

十分な**栄養を摂らなかったため、子宮が育っていない**のです。本来、成長期は健康に生きるための体をつくる時期です。満足な食事をしなければ、健康で丈夫な体にならないのは言うまでもありません。

私は精神科医ですが「摂食障害」は深刻です。心の病気というだけでなく、実際に死の危険と隣り合わせだからです。いわゆる〝拒食症〟の人だけを見ても、1年間で100人ほどが亡くなっています。

死因は、栄養失調によって引き起こされる貧血や脳萎縮、肝機能障害、自殺など様々です。中には治療を開始した人がいきなり高カロリーな食事をして、体が対応できず多臓器不全を起こすケースもあります。

いずれにしても、怖い病気なのです。〝痩せ願望〟から始まり、太ることへの恐怖へと転じていきます。正しい知識を得る前に「痩せていることがいい」と信じ込み、間違った行動を起こした結果、悲しい事態が起きているわけです。

それを防ぐためにも、私はこうして「無理に痩せる必要はない」と声を大にして訴えているのですが、なかなか伝わらないのが現状です。

ただ、誤解してほしくないのですが、私は「際限なく食べよ」とか「とことん太っていい」と言っているわけではありません。私が勧めているのは、あくまでも「ちょい太め」であり、「大太り」や「超肥満」ではありません。

BMI25～30くらいの「ちょい太め」であれば、内臓脂肪の影響もそう大きくはないと考えています。

ちなみに、**医学界では近年、「免疫細胞は内臓脂肪から作られる」「内臓脂肪の**

ある人はがんになりにくい」という説が評価され始めています。

〝ちょい太めが健康にいい〟――。これが新しい医学の常識になることを、私は願っています。

太っている人は本当に〝血液ドロドロ〟なのか？

〝血液サラサラ〟とか〝血液ドロドロ〟という表現を見聞きしたことがあるでしょう。これも誤解を生み、痩せ願望を生む原因になっていると言えるでしょう。

例えば、中性脂肪が１０００mg／dLだとします。この数値は「要注意レベル」なので、医師は「血液ドロドロの状態ですね。痩せないと危険ですよ」などと言います。

すると「これはまずい」と、肉料理や脂っこい料理を食べなくなります。ドロドロの血液が流れ、血管が破れたり詰まったりするシーンを想像して、恐ろしくなるのです。

でも冷静に考えれば、これは単なるイメージに過ぎないことがわかります。

なぜなら「1000mg／dL」というのは「100mlの水の中に1gの脂肪が入っている」のと同じ状態だからです。水をコップに半分ほど入れ、そこにスポイトで10滴くらい油を垂らした状態、と考えるとわかりやすいでしょう。

100mlの水はドロドロになるでしょうか？　なりませんよね。

つまり、中性脂肪で「血液がドロドロ」になることはないのです。

ただし「脱水症状」になると、話は別です。夏場に水を飲まずに運動したり、サウナで汗をかいたりした時に、脳梗塞や心筋梗塞で倒れる人がいます。これは血液から水分が抜け、ドロッとした状態になっているからと考えられます。

ですから、**もし「血液ドロドロ」を恐れるのであれば、中性脂肪よりも脱水と**

いうことになります。

ちなみに、中性脂肪の基準値は「30〜49mg／dL」（空腹時）とされています。「150mg以上」だと〝脂質異常〟とされ、薬を飲むよう指導されます。

私は普段は600mgほどで、食事内容によっては1800〜2000くらいまで跳ね上がります。さすがに4ケタはまずいので、脂っこい料理は少しくらいは控えたり、薬を飲んだりして3ケタをキープするようにしています。

中性脂肪が高過ぎると、急性膵炎のリスクが高まったり、脂肪肝が進みやすくなるなど、心配な点が増えてきます。やはりそれは避けたほうがいいでしょう。

しかし、以上は私のように「かなり数値が高い人の場合」の話です。基準値を多少オーバーするくらいなら、心配することはありません。

〝よれよれカサカサ〟より〝脂ギッシュ〟でありたい

バブルの頃でしょうか。〝脂ギッシュ〟なる言葉が流行りました。「脂ぎる」＋「エネルギッシュ」の造語で、精力的なおじさんを冷やかし半分でこう呼んだのです。脂ギッシュなおじさんの顔には、確かに脂が浮かんでいたと思います。

この造語は、医者の立場から見ても、よくできていると思います。というのは脂が多い人は、実際にエネルギーや精力があって、活動的だからです。

中性脂肪は、血液の中に溶け込んで全身を巡ります。そして、活動のエネルギー源として使われます。つまり、中性脂肪が十分にある人は、それだけエネルギーを使うことができるのです。活力があり、パワフルで精力旺盛、疲れ知らずなのは、中性脂肪があるからこそなのです。

反対に、中性脂肪が少ない人は、元気がなく、疲れやすくなります。エネルギー不足で、体温の調節をうまくできないため、暑さにも寒さにも弱くなりがちです。高齢者の中に、**夏の冷房を寒く感じたり、冬には手足に極度の冷えを感じたりする人がいる**のは、このためです。

また、中性脂肪の少ない人は、免疫力も低下します。がんや感染症などの病気に弱くなり、アレルギー症状も出やすくなったりします。

さらに美容面でも、肌に艶や潤いがなく、肌荒れを起こしたりします。

これはビタミンAやD、Eなどの吸収が悪くなるためでもありますが、そもそも体を正常に保ち、活動するためのエネルギーが枯渇しているからなのです。

もちろん、大量にあり過ぎるのは問題ですが、不足するのはさらによくありません。とくに高齢になるほど不足の害は大きくなります。

疲れやすくなる、暑さや寒さに弱くなる、肌がカサつく、力が出ない、気力が湧かない、精力が衰えたなど、「元気がないな」「カサついてきたな」と自覚したら、それは中性脂肪が足りていないサインと考えましょう。

逆に〝脂ギッシュ〟や〝ギラギラ〟は、健康で長生きに向かうGOサインなのです。

そもそも日本人には心筋梗塞で死ぬ人は少ないのです

これまでの医学の常識では、脂肪やコレステロールは「動脈硬化の原因」とされてきました。しかし、どうやら間違いであることは、数々の実態調査で示した通りです。

正確を期すために言うと、確かに、虚血性心疾患（心筋梗塞）とコレステロール過多には、ある種の相関関係はありそうです。しかし、そもそも日本人は、心筋梗塞で亡くなる確率は、とても低いのです。

がんで亡くなる人は年間約40万人ですが、急性心筋梗塞による死者は、3万人くらいです。がんの1割以下です。

日本人の死因の2位は「心疾患」と書かれるので、心筋梗塞で亡くなる人が多いと思われがちですが、これは錯覚です。実は「心疾患」の6割は「心不全」なのです。心不全とは、いわゆる老衰のこと。つまり、**寿命を全うして亡くなった方も「心疾患」にカウントされている**わけです。

そこがごちゃ混ぜになったまま「コレステロールは心臓を悪くする」と言われていることを、知っておいてほしいと思います。

また、アメリカ人と日本人では、同じ〝動脈硬化〟でも、その質が違うことを知っておくべきです。

日本人は「ラクナ梗塞」と呼ばれる〝細い血管〟のトラブルが多く、アメリカ人は〝太い血管〟のトラブルが多いのです。日本人はかつて脳卒中で亡くなる人が多くいましたが、これは細い血管が切れるためです。一方、アメリカ人は心筋梗塞で亡くなる人がいまだに多いのです。

血管を守ろう。
コレステロールを積極的に摂ろう

ところで、なぜ、日本人の脳卒中（脳出血）は減ったのでしょうか？

これは日本人の血管が強く、丈夫になったからです。食生活や栄養状態がよくなったことにより、血管が切れにくくなったのです。

かつて、戦後から1960年代までは、血圧160くらいで血管が破れる人が多くいました。栄養状態が悪く、たんぱく質が不足していたためです。

しかし現代では、血圧が200くらいあっても、血管が破れることは滅多にありません。栄養状態の改善とともに、血管壁が強化されてきたのです。

これは「コレステロールをたくさん摂取したから」と解釈できます。何度も話してきたように、**コレステロールは細胞膜を作る材料であり、血管もまた、コレステロールによって作られる**からです。

これまで医学界は「動脈硬化を防ぐため、コレステロールを減らそう」と言い続けてきました。しかし、実態は全く逆で「肉を食べ、コレステロールを増やすことで、血管を守っていこう」と言うのが筋なのです。

なぜなら、裏付けるデータが出揃ってきたわけですから。科学の世界では、これまでの常識が一気に覆されることが珍しくありません。というより、覆ったことにより、世界は進歩を遂げてきたわけです。医学の世界も例外ではありません。「コレステロールや脂肪を十分に摂ろう」という時代が到来しているのです。

検査数値の壁。血圧170でコントロール可能!?

前にも話しましたが、私の総コレステロール値は300mg／dLくらいです。いわゆる〝基準値〟を大幅に超えていますが「下げよう」とは全く思いません。むしろ「高くていい」と思っています。

医師は「高いと心臓に悪いですよ」などと言いますが、「本当に心臓に悪いんですか？ コレステロール値を高いままにしておいたら、どんなことが起こるんですか？」と聞いたら、答えられないはずです。

なぜなら「コレステロール値がどれくらいになったら心筋梗塞が起こるか」という相関は、よくわかっていないからです。

「コレステロールが300～400になると、心筋梗塞のリスクは何パーセント高まる」といった調査は、日本では行われていません。つまり不明なのです。

「わからないなら、とにかく高めにしておくのは危険ですよね」と言われることもあります。確かに、指摘の通りです。でも私は「低くする害」のほうを信じているので、下げないまでです。また、私は定期的に心臓ドックを受けて、冠状動脈の状態をチェックしています。結果、現時点では「心筋梗塞の心配はない」ということもわかっています。

すなわち**「心筋梗塞のリスク」を取り除くと、「コレステロール値が高いことのデメリット」がなくなる**のです。だから私は、コレステロール値は300でも大丈夫、と自信を持って言えるわけです。

一方で、血圧や血糖値、中性脂肪の数値に関しては、やはり〝高過ぎる〟のを放っておくわけにはいきません。前にも話しましたが、中性脂肪の数値が高過ぎれば急性膵炎のリスクが高くなることがわかっています。猛烈な痛みに襲われるそうですが、私は痛いのは大嫌いなので、回避すべく制御しています。

血圧も血糖値も中性脂肪も〝ちょい高め〟くらいをキープするのがいいと思います。それ以上の〝異常値レベル〟になると、血管にも過大な負担がかかり、思いもよらぬ病気の原因になりかねないからです。

ちなみに私の場合、血圧はかつて220㎜ありましたが、これに関しては時々薬を飲んでいて170にコントロールできています。ただし140まで下げたときは、頭がボンヤリするので薬を減らしました。また、血糖値も600㎎あったものを歩くこととスクワットで300以下に抑え、それを超えた時だけ薬を飲んで下げるようにしています。中性脂肪は600㎎ほどです。

どれも基準値をはるかに超えていますが、私自身はこの数値だから、仕事でもプライベートでも快適でアクティブな毎日を過ごせると思っています。基準値にまで下げたら、私の楽しみや活力は奪われる。自らの責任において、私はこの高い数値と付き合っているわけです。

脂の生産力が落ちたなら食事で補うしかありません

みなさんの中には**「卵はコレステロールが多いから1日1個」とか「肉の脂身はできるだけ食べない」と決め、実践している人**がおられるでしょう。

でも、なぜでしょう?

おそらく、はっきりした根拠はないと思います。「なんとなく」とか「テレビで言ってたような気がする」というくらいでしょう。もちろん、それが悪いと言っているわけではありません。ただ正しく知ってもらいたいのです。

くり返しになりますが、もう一度言います。

「食べ物からコレステロールを減らす」というのは、ほとんど無意味です。

肉や卵を減らしても、コレステロール値には変化はほぼ表れません。「食べたいものを我慢する」という涙ぐましい努力に頭は下がりますが、コレステロール値は下がりません。

体内のコレステロールは8割が肝臓で作られます。食事から摂取されるコレステロールは1日に0・3〜0・5gほどです。つまり、ほとんどないわけです。食べたいものを我慢してコレステロールを減らしても、血液中のコレステロール値に変化が表れないのは、このためです。

しかし、今の話をすると、次のような反論が返ってきます。

「だったら、これまで和田さんが言っていた『お肉を食べろ』とか『脂を摂れ』というのもムダなのでは？　だって、血液の中に増えないんでしょ？」

なるほど、鋭い指摘です。でも、私が「肉を食べよ」と勧めるには、れっきとした理由があるのです。

それは「コレステロールという物質は、体内で不足してきた時には、食事で増やすしかない」という理由です。

人間は年齢とともに老化するので、肝臓の働きも衰えてきます。すると、コレステロールの生産量も少しずつ減ってきます。一方、年齢が上がるとともに、細胞は傷つきやすくなり、修復や再生産が必要になってきます。つまり、高齢になるほど、コレステロールの消費量が増えるのです。

肝臓で作られるコレステロールの量は不足しているのに、必要とする量は増えていく。この状況を改善するには、食事から摂るしかありません。確かに、**食事で補充できる量は少ないのですが、ないよりはマシ**です。

イメージとしては、細胞修復や体を機能させる分のコレステロールは、肝臓で生産した分を使い、男性ホルモンや免疫細胞を強化する分は食事から補う、といった感じです。もちろん実際に体内では、この使い分けをしているわけではありませんが。

いずれにしても、高齢になったら「元気や活力の源になるコレステロール」は食事で摂っていかない限り、不足してしまいます。肉、魚、卵、牛乳……。百寿者が長命で元気を維持できたのも、若い世代以上によく食べていたからです。まさに〝論より証拠〟なのです。

糖尿病と喫煙が血管の炎症・動脈硬化の真因

ここまで読んでいただいて「あれ？　悪玉コレステロールの話がないな」と思った人はいませんか？　実は、私はコレステロールには善玉も悪玉もないと思っているのであえて分けて書かなかったのですが、念のため簡単に説明しておきます。

コレステロールには「ＬＤＬコレステロール」と「ＨＤＬコレステロール」が

あります。

ＬＤＬは「低密度リポたんぱく質」のことで低密度（Low）のＬ。コレステロールは肝臓で作られますが、これを全身に「運ぶ役目」を担います。増え過ぎると、コレステロールが血管壁に付着しやすくなり、動脈硬化を起こす要因になると考えられています。このため〝悪玉〟という異名が付きました。

ＨＤＬは「高密度リポたんぱく質」のことで高密度（High）のＨ。血管内にある余剰なコレステロールを「回収する役目」を担います。不要な**コレステロールを回収して肝臓に運び出し、体外に排出する**ので、動脈硬化の進行を防ぐと考えられています。悪玉に対して〝善玉〟と言われます。

ただし、これは一般的な解釈であり、近年はＬＤＬコレステロールの働きも見直されてきていて「〝悪玉〟ではない」と言う研究者もいます。そもそも「ＬＤＬコレステロールが動脈硬化や心筋梗塞の原因」ということも一つの説であり、完全にはわかっていません。

近年では、動脈硬化は「血管の炎症」が原因という説が有力です。そして、**炎症を起こす危険因子として確実視されているのが「糖尿病」と「喫煙」**です。後ほど書きますが、動脈硬化は老化とともに進行します。80歳を過ぎた高齢者では、ほぼ全員、血管は動脈硬化を起こしていることは間違いありません。

つまり、動脈硬化は炎症と老化で進行するのですが、ＬＤＬコレステロールは炎症を起こした血管を修復すると言う研究者もいます。火事の現場に消防車や消防隊が集まるように、炎上する血管にＬＤＬが大挙して駆けつけ、働いているという見方です。

医学的な結論は出ていませんが、もしそうだとしたら悪玉ではなかったことになります。いずれにせよ、前述の免疫細胞と性ホルモンの材料になるのも、むしろＬＤＬコレステロールのほうなのです。

油を抜くのは危険。体がカサカサになりますよ

油についても話しておきましょう。

以前、私が診た患者さんの例です。「咳が止まらない」と来院したその女性は、肌や髪がカサカサで、75歳くらいに見えました。カルテには64歳とあるので、実年齢よりもだいぶ上に見えたのですね。くわしく話を聞いていると「油抜きダイエットをやっている」と仰います。「美容のためですか？」と聞くと「健康と美容のためです。テレビで油を抜くといいと放送していたので」と。〝油抜きダイエット〟が流行っていた頃の話です。

この方だけでなく、当時は同じような患者さんはかなりいたようです。男女ともに共通していたのは〝油切れ〟を起こしたように、肌に艶やハリがないことで

す。症状はみなさん違いますが、この患者さんの場合は肺炎でした。中には「体脂肪率が逆に上がってしまった」と嘆く方もいました。私は、油の摂取を減らしてしまう弊害を、改めて実感したわけです。

確かに、脂を体内に大量に溜め込んだ状態は、よいとは言えません。しかし、適量の脂は人間にとって欠かせません。体に元気を与え、滑らかな動きを助けてくれます。関節の動きもそうですし、便も出やすくしてくれます。日々の活力やパワーの起爆剤にもなります。文字通り「潤滑油」であり、不足すると体がスムーズに動かなくなってしまうのです。

どんな脂肪をどれくらい摂ればいいのか?

患者さんに脂肪の話をすると、よく次のような質問をされます。

「どんな脂肪がいいのですか？　どれくらい摂っていいのですか？」というものです。

私の回答はこうです。

「どれか一つの油に限定するのではなく、満遍なく摂ったほうがいいですよ。1日何mlという適量もありません。もちろん浴びるほど摂る人はいないでしょうし、**料理がおいしく食べられる量ならいい**と思います」と。

脂肪については「体によい脂肪」と「体に悪い脂肪」と分けられることが多いのですが、一概にそれは言えないと、私は思っています。どの脂肪にも、よい面と悪い面があるからです。

かつてはバターやラードなどの動物性脂肪の悪い面ばかりが指摘され、「植物性脂肪が体にいい」となり、マーガリンが脚光を浴びたこともありました。

ところが今はどうでしょう。「マーガリンは健康によくない」と言われるようになり、反対に動物性脂肪のよさが見直されてきています。

なので、流行に乗り「○○油がいい」と一辺倒になるのではなく、満遍なく摂ったほうがいい、というのが私の考えです。

とくに高齢になったら、積極的に摂ることをお勧めしています。コレステロールも脂肪の一種ですが、前にも話した通り、年齢を重ねるほど、体内で枯渇してくるからです。すると、元気や潤いがなくなってしまうばかりでなく、病気に対抗できない弱い体になってしまうのです。

脂は摂らないことこそ問題。体がうまく機能しなくなる

「様々な脂を満遍なく摂る」と話しましたが、私はマーガリンをあまり食べません。そこに含まれるトランス脂肪酸を、積極的に摂ろうとは思えないからです。

トランス脂肪酸は、**植物油に水素を添加して固める加工をする際に生じる脂肪酸**です。動脈硬化、がん、脳血管障害、糖尿病、アレルギー、認知症など、多くの病気との関連も指摘されています。このため心筋梗塞が多いアメリカでは、食品にトランス脂肪酸の含有量を表示することが義務付けられています。

もちろん常識はひっくり返るかもしれないので、絶対に悪いとは言いません。

私は単純に「バターのほうがおいしい」と思い、好んで食べているだけです。

ただ、やはり脂肪は積極的に摂ってよいと考えています。「どんな脂肪を摂るか」というのも気になるとは思いますが、「脂肪を摂らないこと」がいちばんの問題だと思います。

脂肪の摂取量を減らしてしまうと、体内の脂肪をうまく燃やせなくなります。しかも脂肪が外から入って来ないと、体内では、糖質から脂肪を作り始めます。体が勝手に、足りない脂肪を補おうとするのです。

糖質の摂り過ぎで、**血液中に余分なブドウ糖があると、それを中性脂肪に変えて、体内に脂肪として蓄えようとする仕組み**です。「そんな仕組み、作らんでもいい」と思うかもしれませんが、人体はよくできているのです。飢餓状態になっても生きのびられるよう、脂肪を蓄えるわけです。

脂肪の厳密な摂取は不要。適当に、いい加減がいい

脂肪については、患者さんからの質問も多いので、もう少しだけ話します。

食品に含まれる脂肪は、大きく分けると「飽和脂肪酸」と「不飽和脂肪酸」があります。聞いたことがあると思いますが、ちょっと難しいですね。

「飽和」は〝満たされた状態〟なので〝固まりやすい〟、「不飽和」は〝空いた状態〟なので〝固まりにくい〟、と考えるとわかりやすいと思います。

「飽和脂肪酸」を含む油脂の代表は、動物性脂肪のバターやラードです。

「不飽和脂肪酸」を含む油脂には、サラダ油、オリーブオイル、魚の脂肪のＤＨＡやＥＰＡなどがあります。

もう少しだけ、くわしく話します。

不飽和脂肪酸は「オメガ3」「オメガ6」「オメガ9」に分類できます。3・6・9と覚えておくといいでしょう。

それぞれの特徴を、列記してみますね。

【オメガ3】……魚の脂肪のＤＨＡやＥＰＡ、エゴマ油、シソ油、アマニ油

血液循環をよくする、細胞を活性化させる、脂肪燃焼を助ける、血管に弾力性を与える、心筋梗塞の予防にいい。

エゴマ油、シソ油、アマニ油は「α－リノレン酸」と言われる。加熱すると壊れるため、サラダのドレッシングなどに使うといい。

【オメガ6】……サラダ油、ごま油、大豆油、コーン油
いわゆる〝リノール酸・アラキドン酸〟が含まれている。
神経細胞や免疫細胞の材料になったり、働きを助ける、細胞の炎症を抑える。
ただし、過剰に摂取するとデメリットもある。オメガ3の働きを阻害したり、関節炎やぜんそくなどの炎症疾患の原因になる。

【オメガ9】……オリーブオイル、キャノーラ（菜種）油、コメ油、牛脂
いわゆる〝脂肪酸・オレイン酸〟が含まれている。
細胞の炎症を抑える、体の酸化を抑える、体の余分な脂肪を燃やす。
エキストラバージン・オリーブオイルは酸化しにくく、**体内のコレステロールを調整し、動脈硬化、高血圧、心疾患の予防にいい**とされる。

以上、簡単にまとめましたが、どれも〝適度〟に摂るのが理想です。スプーン

で測って摂るようなものではなく、それこそ〝いい加減〟でいいと思うのです。

「いい・加・減」。日本人は真面目で、「オリーブオイルがいい」と聞くとそればかり摂り、中には飲んでしまいそうな勢いの人もいます。でもやはり、やり過ぎだと思います。反対に「油はダメ」と聞くと、とことん抜いてしまう人がいますが、これもやり過ぎです。

適当に、いい加減に。おいしいと思える料理を、おいしいと思える分量で摂るのがいちばんなのです。

第4章
薬と医者まかせはやめましょう

コレステロールを下げる薬は飲む必要はありません

本章では、コレステロールや脂肪をめぐる「薬と医療の問題点」について話したいと思います。

まずはコレステロールを下げる薬です。

検査の数値を見た医師から「コレステロール値が高いですね。薬を使って下げましょう」と言われる人がたくさんいます。でも、はっきり申し上げておきます。

薬を飲む必要はありません。

とくに高齢者の場合は、薬を使ってコレステロール値を下げるのは、百害あって一利なしです。

もちろん、若い世代や脂質異常症などの病気がある場合は、話は別です。しかし、ただ検査の数値だけを見て「値が高いから」というだけの理由で薬を使うのは、寿命を縮める行為とさえ言えます。

「コレステロール値が高いままだと動脈硬化になりますよ」と医師から言われたとしましょう。では**数値を薬で下げたら動脈硬化にならないのか、実はそんなことはない**のです。

なぜなら、動脈硬化のいちばんの原因は「加齢」だからです。

年を取れば、どんな人も動脈硬化が進行します。多くの人は50代、60代から少しずつ進み始め、70代では大半の人がかなり進行します。さらに80代になると、ほぼ全員の動脈硬化が〝完成〟してしまいます。

どんなに規則正しく、健康にいいと言われる生活をしていても、加齢による進行は防ぎようがありません。薬を飲んでも止められません。コレステロール値を下げることはできますが、動脈硬化は防げないのです。

それでも薬を飲むのか？　ということを、高齢のみなさんは考えるべきです。

私はよく、患者さんに次のようなたとえをします。

「高齢になってから動脈硬化を心配して薬を飲むのは、年を取ってシワだらけの顔になってから『シワ予防の美容液』を塗るようなものですよ」と。微妙な効果はあるかもしれませんが、おそらくそれほど変わりません。

若い人や中年はどうか？心筋梗塞が少ないのは確か

若い世代や中年世代はどうしたらいいのでしょう？

基本的に、若い世代は放っておいても免疫力があり、活力もあります。体内でコレステロールを生産する能力も高いのです。

食事から摂取されるコレステロール量は、若い世代も高齢世代も変わらず、たかが知れています。なので、血液中のコレステロール値が高いなら、何らかの原因があると考えて、薬を検討してもいいかもしれません。動脈硬化や、そこから始まる心筋梗塞はやはり、若い世代にとっては大きなリスクですから。

ちなみに30〜40歳代には、心筋梗塞が少ないのは事実です。なので、それほど数値が高くないなら、動脈硬化に神経を尖らせることはないと思います。

50代、60代から動脈硬化が少しずつ進行していきます。このため、**50代後半くらいからは〝コレステロールが高め〟や〝ちょい太め〟でも、私はいい**と考えます。個人差があるので、やはり断言はできないのですが。

若いうちは「引き算医療」、高齢になったら「足し算医療」――と。

若いうちは体の余分なものを落としてもいいけれど、高齢になったら体に足りないものを足していく、という私の考え方です。

フレンチ・パラドックスに注目
ポリフェノールと心筋梗塞

私がよく引き合いに出す話に「フレンチ・パラドックス」があります。簡単に説明します。

アメリカ、イギリス、ドイツでは、心筋梗塞で多くの人が死んでいます。「肉を食べてコレステロールが高いから」というのが、理由になっています。ところが、同じように**肉を多く食べ、コレステロールが多いとされているフランスやイタリアでは、心筋梗塞による死者が少ない**のです。アメリカの3分の1から2分の1と圧倒的に少ない。この矛盾を「フレンチ・パラドックス」と言います。

なぜ、こんな矛盾が起きるのか？　世界中で議論が巻き起こりました。

有力な説と考えられているのが、「赤ワインに含まれるポリフェノールの抗酸化作用が心筋梗塞を抑えるのではないか」というものです。フランスやイタリアでは、ワインを多く飲みますから因果関係が推論されたのでしょう。日本でも赤ワインがブームになりましたが、この説がきっかけと言われます。

他にも「魚介類の脂肪（DHAやEPA）がいいのではないか」などとも言われましたが、このパラドックスが完全に説明されたわけではありません。

つまり、心筋梗塞の〝真犯人〟についてはいまだによくわからないし、何がそれを防ぐのかもよくわかっていない。〝推測の域〟を出ていないのです。にもかかわらず、コレステロールや脂肪が疑われ、日本ではいまだに害悪視され続けています。世界では見直されているのに、日本は遅れを取っているわけです。

女性に脂質低下薬を使うのは日本だけという衝撃の事実

コレステロールに関する〝常識の遅れ〟は脂質低下薬の使用にも見られます。

日本では、中高年の女性にコレステロールを下げる薬を飲む人が多数います。しかし、女性に対してコレステロール値を下げる薬を出しているのは、日本だけです。欧米では、女性には〝脂質低下薬〟なるものは処方しません。たとえ糖尿病でも、薬で下げることはしないのです。

なぜか？　飲む必要がないからです。

もともと女性は男性に比べるとコレステロール値が高いのですが、心筋梗塞になる人は少ない。その割合は、男性の3分の1〜5分の1ほどです。

女性は**閉経すると、女性ホルモンの分泌量が減るため、コレステロール値がじわじわと上がってくる**傾向が見られます。体を守るための自然な反応であり、コレステロール値が上がるのは、いわば当然のことです。なので、欧米では当たり前のように放っておかれます。

ところが、日本では「コレステロール値が高い＝病気」と診断されてしまいます。そして、薬を処方されてしまうのです。

しかも、日本の基準値は欧米に比べ、低く設定されています。少なくない患者さんが「異常」と判断され、薬を飲んでいるのだから、大変です。

コレステロールを下げたらどうなるかは、これまでさんざん話してきました。死亡率は高くなるし、がんで死ぬ人も増えていきます。

下げる必要のないコレステロールを、無理やり薬で下げている。飲む必要のない薬を飲み、がんや早死にのリスクを高めている——。この現実を、女性のみなさんはどう思うのでしょうか。ご家族はどう考えるのでしょうか。

私はとても恐ろしいことだと思っています。だから非難されるのを覚悟で、このような声を上げているのです。

健康とは何でしょう？
そもそも数値で決まるものなのか

健康とはなんでしょう？　健康な体とはどんな状態でしょう？

私は毎日を元気に、楽しく暮らせる状態だと思っています。それは、多少は具合の悪い日もありますよ。頭が痛いとか、それは鼻水が出るとか、肩が凝《こ》ったとか。年を取れば、そういう不具合も多くなります。仕方のないことだと思います。

ですが、朝目が覚めて、起き上がることができ、おいしくご飯が食べられて、働くことができて、誰かとおしゃべりできて、笑ったりうれしくなったり、時には悲しくて泣いたり怒ったり、そんな毎日が過ごせるなら健康だと思うのです。少なくとも私は、そうとらえています。

ところが、今の日本の医療では、健康は「検査の数値で判断するもの」になってしまいました。基準値の枠内に収まっていれば「健康」で、枠内からはみ出たら「病気」。でも私には、数字のみの判断が正しいとは思えないのです。

ひどいケースでは、**不調を訴える患者さんの検査数値を見て「異常はありませんね。大丈夫ですよ」と言う**医師がいるそうです。患者さんはツライから病院に来ているのに、ろくに話も聞かず、触診もせず、原因を探すことなく診察を終えてしまう。これを医療と呼べるのでしょうか。私はおかしいと思います。

でも、そんな医療がまかり通っているのです。

ちなみに、検査の基準値をどう決めるか、ご存じですか？　実はこれ、相当危ういのです。健康と思われる人を選んで数値を調べ、95％が該当するデータから割り出します。ですから、基準値は絶対的なものではなく、選んだ人によっても変わります。学界によっても変わるし、同じ学界でも頻繁に変わります。しかも日本の基準値は、欧米の数値よりもかなり低めに設定されているのです。

穿《うが》った見方をすれば、検査で「病気」の人が増えれば、薬が売れるわけです。

そんな邪心はないと信じていますが、実際のところは神のみぞ知る、です。

なので、基準値をあまり当てにする必要はありません。私が「高めでいい」とくり返し言っているのは、以上の事情を知っているからです。実際に高齢の患者さんを見続けて「晩年はこうなる」という〝健康の答え合わせ〟ができているからこそ、真実をお伝えできるのです。

脂質低下薬の重大な副作用を知っていますか？

コレステロールを下げる薬について話してきましたが、やはりその副作用についても触れないわけにはいかないでしょう。

実際に服用しているあなたは、薬の副作用について、医師からくわしい説明を受けていますか？

実は、薬の副作用を知らされないまま、あるいは副作用に苦しみながら飲み続けている人が少なくないのです。我慢くらべです。

脂質低下薬の多くには「スタチン系」の薬剤が使われています。スタチン系はコレステロールなどの「脂質異常を改善」し、「心筋梗塞のリスクを下げる」とされています。実際、有効なデータも出ています。ところが、副作用が多いことも事実です。これについては、多くの医師が指摘しています。

患者さんがよく訴えるのは、筋肉系の不調です。ひどい**肩凝り、全身の筋肉の痛み、筋力の低下**など、つらい症状が出ます。

筋肉系の副作用の中でも、とくに重大なのが「横紋筋融解症」です。文字通り筋肉が溶けてしまう病気です。

ここまで重症化する人は少ないと思いますが、筋肉痛は、脂質低下薬を飲む多くの患者さんが経験しています。

怖さも伴う脂質低下薬。それでもあなたは飲みますか？

横紋筋融解症でなぜ筋肉が溶けるのか？

スタチンの働く仕組みと一緒に説明します。

コレステロールが肝臓で作られることは、前に説明しました。スタチンは肝臓に働きかけ、コレステロールが作られるのを阻害します。だから、コレステロール値が落ちるわけです。

しかしこの時、脂肪がエネルギーを作る働きも止めてしまうのです。このためエネルギーが不足し、それを補うために筋肉のたんぱく質を溶かして使ってしまう。それが〝横紋筋融解〟です。

筋肉が溶けるので、痛みが出ます。最初は「ひどい筋肉痛だな」と思っていると、そのうち茶色い尿が出る。さらに症状が進行すると体に力が入らなくなる。

筋肉量が減ってしまうからです。このため、**歩いたり立ったり、手を動かしたりするのがツラくなり、生活に支障が出てしまう**のです。

スタチンの副作用は、それだけではありません。肝機能障害、黄疸（皮膚や白目が橙色、褐色になり、痛みや発熱がある）、血小板減少などが挙げられます。また、コレステロールが不足することにより、様々な支障が出てきます。例えば、意欲の低下、疲れやすい、だるい、集中力の低下、記憶力の低下、睡眠障害、性機能の低下（EDを含む）などです。

もちろんこれまで話してきたように、死亡率やがんのリスクも上がるし、うつ病や認知症の症状が出たり、進行したりもします。つまり病気に打ち克てない〝弱い体〟になってしまうのです。

スタチンの恩恵は当然ある。だからこそ考えたいこと

どんな薬にも副作用はあります。これは誰もが知っていることでしょう。スタチンだけが例外ではなく、スタチンを害悪視するつもりはありません。

実際、コレステロール値が異常に高い人や、心臓に病気を持つ人、心筋梗塞のリスクの高い人、家族性脂質異常症の人など、この薬に助けられている方が多いのも事実です。

だからこそ、安易に飲んではいけないと思うのです。

検査数値だけを見て「コレステロール値が高いですね。薬を飲みましょう」↓「はい、そうですね」と安易に飲んでしまうことは避けたほうがいいと思います。

飲むならせめて、副作用について説明を受ける。あるいは調べる。

薬によって何が得られ、何を失うかを知っておく。考える。生活がどう変化す

るのか、今後の人生をどう生きたいのかを思い描いてみる。

自分の頭で考えることが大事だと思うのです。医師から**言われるがまま薬を飲み、それがあなたの生活と人生を変えてしまうこともある**わけですから。

もし、みなさんが本書を読み、薬の服用に疑問を持ったのなら、担当医に相談するといいでしょう。

「和田の言うことなんて信じちゃいけないよ」とか「こんな本はインチキだ」と即断されたなら、その薬はやめたほうがいいと思います。なぜならその医師は、あなたのことをよく考えていないからです。

これまで話してきたように、医学には絶対はありません。そして、常識は変わりつつあります。だからこそ、医師は謙虚に自分の医療を振り返り、患者さんに寄り添うべきなのです。

病気を抱えた患者さんは不安でいっぱいです。患者の心に触れ、体を診て、痛みや苦しみを和《やわ》らげる。それが医師の役割です。なのに患者の話を聞こうとせず、「自分が正しい」と医師の権威を振りかざすような人は信用できない。私は真面目に怒っています。

人間ひとりを診ない臓器別診療の弊害

私は医師ですが、日本の医療はたくさんの問題を抱えていると思っています。課題と言ってもいいのかもしれません。ここからは少しそんな話をしてみます。みなさんにも関係することなので、一緒に考えてもらいたいと思います。

まずは、大きな問題点が4つあります。

1つ目は「総合診療」及び総合診療的発想が足りないことです。

ご存じのように、今の日本では「臓器別診療」が全盛です。循環器の医師は循環器だけ、消化器内科は消化器だけを診る。これの何が問題なのか？

例えば、この本で話しているように「コレステロールが高いほうががんになりにくい」「免疫力が上がる」という話になっても、それを消化器内科の医師も呼吸器内科の医師も皆さん知りません。がんに関しても、臓器ごとに原因物質を決めてしまいます。「肺がんならタバコ」とか**「胃がんならピロリ菌」というように、それぞれが原因を特定し、個別に排除**しようとします。

コレステロールもそうです。「心筋梗塞を起こしやすい」と疑われ、循環器内科ではLDLコレステロールを〝悪玉〟とした。しかし、それを減らすとがんが増える、とは考えません。臓器別診療では、大本にある「免疫力を高める」という発想をしないからです。

私は高齢者医療が専門なので、そうした風潮には、とくに強い危機感を持ちました。人口が高齢化にシフトしている今、「臓器別診療」では届かない分野があるからです。例えば心の健康、免疫、栄養など、〝健康の大本〟にも医療は届いていません。

また、臓器別診療では、それぞれの科で薬を出されます。体のあちこちに不具合が出る高齢者は、それだと薬がどんどん増えてしまいます。1科で3個の薬が出て、3つの科にまたがった場合、9種の薬を飲むことになります。そんなに多量の薬を飲み続けたら、体のほうが参ってしまいます。

そこで「臓器別診療から総合診療に転換していきましょう」と、言い続けているわけです。しかし認めてくれる人はいるものの、なかなか動きません。大学の医局にも「総合診療科」は増えつつありますが、主流とは言えず、正直〝お飾り〟的な印象はぬぐえません。

ウイルスとの闘いには免疫力アップが必須

日本の医療の大きな問題の2つ目は、免疫学を軽視していることです。

ご存じのように、日本人の死因のトップはがんです。5位と6位が、肺炎と誤嚥性肺炎。この3つを足すと35%くらいです。

日本人の多くは「がん」と「感染症」で死んでいる。つまり、免疫を重視しないといけないのは明白なのですが、なぜかしないのです。

かつて、脳卒中で多くの人が死んでいた時代に「血圧が大事」となるのはわかります。しかし今は、**がんや感染症に対抗しないとならないのですから、大事にすべきは免疫のはず**でしょう。

あのコロナ禍でさえ〝免疫〟という視点が抜け落ちていました。新型コロナで7万人以上が亡くなったわけですが、感染学者たちはあれだけ毎日テレビに出演していたにもかかわらず、ほとんど免疫には言及しませんでした。ウイルスにやられないためには、まず体内の免疫力を強めておかなければならないことは基本中の基本です。

「しっかり食べて備えましょう」とか「外に出るのが怖いなら家の中でもいいので運動しましょう」と言うべきだったと思います。ところが、口にするのは「人と距離を置け」「外出するな」「マスクをせよ」ばかり。家に閉じ籠って動かなければ、足腰も弱るし、食欲だって落ちます。免疫が弱くなるのは当然なのです。

感染症学者ですから、そんな当たり前のことはわかっているはずなのに、何も言わない。私は「高齢者をなるべく多く殺す気なのか！」と怒りを覚えたほどです。

そのエネルギーを執筆に向け、『80歳の壁』などを書き、問題を指摘しながら高齢者に元気になってもらおうとしたわけです。高齢者の方々に本当に必要な情報を、これからも発信し続けていくつもりです。

免疫学を軽視すると体力のない高齢者が犠牲になる

新型コロナだけでなく、実は毎年、風邪で多くの人が亡くなっています。もちろん直接の死因に「風邪」はありません。しかし風邪をこじらせて肺炎になる人は多くいます。死因の5位の「肺炎」には、風邪由来の人も含まれているのです。

今では死因は「肺炎」と「誤嚥性肺炎」に分かれていますが、以前は両方とも「肺炎」とカウントされており、死因の第3位でした。つまり、**風邪を甘く見てはいけないということ**です。それは「免疫を重視せよ」ということでもあります。

コロナ禍になる前にも、かなりの数の人がインフルエンザで亡くなっています。

この10年ほどの平均を見ても、インフルエンザが直接の原因で亡くなる人は、年間1700名ほど。二次感染や持病の悪化、未診療、ワクチンの副作用などの〝インフルエンザ関連死〟も含めると年間8000人近い人が亡くなっているると言われています。

そのためか、コロナ前までは、冬場になると「ビタミンCを摂ろう」とか「なるべく栄養をつけよう」「軽い運動をしよう」などと、国民への免疫力を上げる啓蒙がある程度はされていたように思います。

ところがコロナ禍を境に、それが消えてしまった。感染症学者も見えないウイルスを前に我を忘れていたのでしょう。「ウイルスに対抗できるよう体を整える、強い体になる」と最も大事なことを、声を大にして伝えるべきなのに、それをしなかったのはとても残念です。救われた命があったかもしれません。

ちなみにワクチンを接種しても、十分な免疫機能がないと十分な抗体が作れません。そのためワクチンを打っても、大勢の人が亡くなってしまったのです。

少子化対策には栄養学こそ有効

日本の医療の大きな問題の3つ目は、栄養学を軽視していることです。

日本ではこれまで、心筋梗塞が死因の1位になったことはありません。一方、アメリカは〝心筋梗塞で死ぬ国〟です。アメリカから出てきた「コレステロール害悪説」を我々が鵜呑みにしてしまったのは、やはり残念でなりません。

何度も話してきましたが、**日本人の異常なまでの〝痩せ願望〟や〝痩せ信仰〟なるものには「コレステロール害悪説」が大きく影響している**と思っています。

生活が欧米化していく途上で「心筋梗塞が怖い」と言い、「痩せろ」「コレステロールを減らせ」と煽り、結局、栄養がまだ足りていない時点から栄養不足になるような指導をしたわけです。

極端な言い方をすれば、栄養失調の子どもに「痩せろ」と脅したようなものです。これはとても怖いことです。丈夫で健康な体を作らないといけない思春期の子どもにダイエットを勧める。数十年先までの長期的な目で見れば、〝犯罪〟と言ってもいい行為だと思うのです。

少子化を嘆くのなら、まずは日本人の体づくりから考えるのが、本筋かもしれません。子育て支援で数万円を配るのもいいですが、それよりもしっかり食べて、十分な栄養を摂り、健康で頑強な心身を作ることが根本だと思います。

政治だけでなく、医学がこの栄養の面もリードすべきです。検査数値の〝上にはみ出た分〟を問題視するだけでなく、〝不足分〟の怖さについてもしっかり教える。そもそも**日本の〝基準値〟なるものが本当に適正なのか**を考える。

それには今の医療は、あまりにも人間を診ていないように思えるのです。マウスを使った実験や理論、理屈も大事ですが、それよりも生の人間と向き合い、実態を見る。暮らしや人生を考える。それが医療の本質だと、私は思っています。

栄養学を軽視する風潮はすでに明治の頃からあった

日本の医師が栄養学を軽視する傾向は、今に始まったことではありません。すでに明治時代にはあったと言えます。

森鷗外という人をご存じでしょうか？　小説『舞姫』の作者で、文豪として知られます。でもこの人は、医師でもあり陸軍の軍医総監でもありました。東大出のエリートで、ドイツに医学留学しました。『舞姫』にもそれが描かれています。

ここでは文人ではなく、医師としての森鷗外（森林太郎）にスポットを当てます。当時、日本では陸軍の軍人がバタバタ倒れていきました。「脚気《かっけ》」という病気です。最終的には陸軍で3万人くらいの兵士が脚気で死んだと言われます。

軍医部長であった森林太郎は「脚気は細菌が原因で手の打ちようがない」と決めつけたのです。真相は、軍人の食事を玄米から白米に変えたことでビタミン不足になり、それで脚気を発症したのですが、自説を変えようとしなかったのが林太郎でした。医師としての非を認めたくなかったのでしょうね。

一方、海軍では脚気で死んだのはわずか3人です。高木兼寛という軍医が肉食を推し進めたからです。当時、日本では肉を食べる習慣はありませんでしたが、兼寛はなんとか肉を食べさせ、栄養をつけさせようと、あれこれ考えます。そして、カレーに入れることを思いついたのです。有名な「横須賀海軍カレー」は兼寛のカレーがルーツです。日本人のカレー好きは、実はこの時から始まったのです。

それはさておき、兼寛は苦学の人ですが、後に慈恵医大を創り、非常に先見の明がありました。しかしエリート意識の強かった森林太郎は、兼寛をバカにして聞く耳を持たなかった。その結果、陸軍では多数の命が奪われたわけです。

こうした風潮は、いまだに続いているのですが、**日本の栄養学のレベルは決して低くはなかった**のです。日露戦争から6年後ぐらいには、鈴木梅太郎がビタミンB（抗脚気因子）を発見しています。

ついでに免疫学でも「サプレッサーTセル」（制御性Tセル）の機能を発見したのは日本人ですし、「NK細胞」を発見したのも日本人。免疫学も栄養学も世界のトップレベルなのに、日本の医学者はそれを勉強しない。

免疫学は一応大学医学部で学べますが、栄養学が学べる医学部はほとんどありません。治療や薬などの医療だけが医学だと思っているからです。とても残念ですが、その割を食っているのは、国民のみなさんです。

大学病院に総合診療科・老人科をつくりたい

日本が高齢化し、総合診療の必要性はますます盛んになる。それには〝**総合診療医師**〟**なる人材の育成が必須の条件**だと思っています。

心の医療や免疫学、栄養学、老年医学などに通じた人間です。本書では、柴田博先生の実態研究などを紹介しましたが、柴田医師はまさに老年医学のリーダーになるべき人でした。

しかし日本の医学界はやはり〝白い巨塔〟なのです。例えば、教授選などで精神科療法の専門家が教授になることは、まずありません。大学病院に「老人科」ができても、高齢者を診たこともない循環器の医師が収まったりします。このため老人科はたいした役割を果たせず、消えていってしまうのです。日本全国には82の医学部がありますが、今や老年医学をやっているのは昔の半分の10くらいのものでしょう。

これだけ高齢者の認知症やうつ病が多いのに、精神科や心理を学んだ人が老人科に入って来ません。高齢者は、若い人をモデルにした治療にあてはめられています。

しかも若い人の治療モデルですから、栄養も免疫も高齢者とは違います。「おかしいな、なんか違うのにな」と思っても、それを掬《すく》い取る精神科医や老年科医もいない。もう高齢者が気の毒になるくらいです。

よろしくない状況を変えていくには、微力でも私のような好き勝手言える人間が発言していくしかありません。ところが、82の大学医学部すべてで入試面接を実施しているので、医学部批判をすると自分の子どもが点数が足りていても落とされかねない。批判する医師が出てこない。それに対して、みなさんの一人一人が、医療への疑問や疑念を医師にぶつけていく。そうやって医学が世の中の高齢化に対応するよう、少しずつでも変えていくしかないのだと思います。

自分の人生なのだから
どう生きるかはあなた次第

「コレステロールは高いほうがいい」「太めのほうが長生きだ」「肉をどんどん食べましょう」と話してきましたが、もちろん個人差はあります。

例えば、私の母もその一人です。母は93歳で今もまあまあ元気ですが、ガリガリに痩せています。肉は大嫌いなのであまり食べません。でも、コレステロール値は異常に高い。だから長生きしているのだと思います。

遺伝や体質の影響で、あるいは家族性高脂血症という疾病を抱え、コレステロール値が高い方もいます。食べ過ぎ、運動不足でコレステロール値が高い人もいます。つまり、個人差があるのです。

本書では「コレステロールが高い人のほうが長生きだ」とか「低いと早死にする。がんによる死亡率が上がる」などを、実態を踏まえて話してきました。

しかし、これもまた個人差があります。コレステロール値が高くて、早く亡くなる方もいるでしょう。低くても長生きの人もいるでしょう。

実際にどうなるかは、わからないのです。

だからこそ、私はこの本を書きました。本書だけでなく、私の本はどれもそうですが、選択肢を示したうえで「どうするか、どう生きるかはあなた次第ですよ」と、問いかけているつもりです。

世間で**〝常識〟と言われていることや〝よい〟と信じられていることが、本当はよくない**例を示しながら、どう生きるか、と問うているわけです。

検査数値に合わせるのが本当に健康なのか？　医師に言われるまま節制すれば長生きできるのか？　我慢して生きて本当に後悔しないのか？

どうせいつか死ぬのに、人間は必ず何らかの理由で死ぬのに、「健康にいいですよ」という不確かな情報を信じて生きていいのですか、と問うているのです。

70歳まで生きたなら吸いたい人は吸えばいい

私のことを「いい加減なことを言っている」と非難する医師もいます。でも、私は調べたデータを基にして、高齢者医療の現場で多数の患者さんを診て、実態から学んだことをお伝えしています。

高齢者医療はわからないことだらけです。日本の平均寿命が50歳を超えたのは1947年。まだ100年も経っていません。どうしたら健康で長生きできるのか、という正解は確定していません。だから私は実態を重視しています。

高齢者医療の専門病院の追跡調査で得たデータでは、「タバコを吸う高齢者と吸わない高齢者では、生存曲線に差がない」とわかりました。若い世代のデータは違いますが、**70歳まで生きた高齢者なら、タバコを吸おうが吸うまいが、寿命に違いはない**のです。つまり、吸いたい人は吸えばいいわけです。

喫煙者の寿命の実態も、調べてみないとわかりませんでした。そして、調べなければわからない実態は山ほどあるのです。

本当は、わからなければ調べるのが医師なり、科学者の姿勢だと思います。教室を持っている大学の教授なら、多額の研究費をもらっているのですから、調べることはできるはずです。なのに、調べもせずに「あいつはインチキだ」と決めてかかる人が大勢いるのは、とても残念だと思います。

『患者よ、がんと闘うな』を書いた近藤誠医師は、「がんを治療しないで早く死んだ人がたくさんいる」と医学界から非難されました。でも私は、近藤先生の指摘は正しかったと思います。非難する医師は、近藤先生を叩く前に「がんを治療した人」と「治療しなかった人」を1000人ずつ選んで追跡調査をしてほしい。そうすれば真実が見えてきます。

「和田の言うことを聞いて、血圧を下げずに死んだ人がいるぞ」と非難する人がいますが、血圧を下げて亡くなった方も多いのです。比較研究をしたうえで反論する。それが人々の健康を預かる医師の誠実な姿だと、私は思っています。

満足する人生かどうか。それは自分にしか決められない

とはいえ、データはあくまでも確率論です。確率的に多いことが、自分に当てはまるかどうかはわかりません。

また、健康は食事だけでは測れません。運動も大事だし、睡眠も大事。心を平

穏に生きたり、楽しみや意欲を持って生きたり、日々の心のありようも関係して

います。しかし、運動するのも心を働かせるのも、食欲や意欲さえも、コレステロールが影響しています。持ちつ持たれつの相互関係にあるのです。

そして、これだけデータが揃っている限り、コレステロールを下げることは危険だと、私は確信しています。また、下げればQOL（生活の質）が下がることも確かです。

コレステロールが不足すれば、肌がぼろぼろになりますよ、EDになりますよ、薬を使えば筋肉痛になって痛い思いもしますよ、とお伝えしたい。ツライ思いをしている患者さんを診てきているからこそ、伝えたいのです。

医師の多くは、真実を伝えません。

「心筋梗塞が嫌なんですね。わかりました。じゃあコレステロールを下げましょう。そのかわり、がんで死にやすくなりますけれども」とは言わないでしょう。心苦しくて言えない、ということもあるでしょうが、おそらく知らないのです。

医学部では「コレステロールは悪い」と教わり、それを盲信しているわけですから。

だからこそ、私は自分が知り得た情報を伝えています。そのうえで、みなさんに、どう生きたいですか、と考えてもらいたいと思っています。

おいしいものを食べ、やりたいことをやり、満足して生きるか。

医師に言われる通り、食べたいもの、やりたいことを我慢して生きるか。

どちらが長生きするか、どちらの寿命が何年長いかは、誰にもわかりません。

でも、満足して生きたかどうかは、自分の心が知っています。

「ああ、私の人生は楽しかったな。十分に生きたな。満足できたな」と、晩年に思ってほしいと、私は心から願っています。

第5章

健康寿命がのびる食事学

長生きしている人はどんな食生活なのか

ここまで読んできて、日本人が低栄養であること、ちょい太めの人が長生きなこと、コレステロールが不足すると早死にしたりがんになりやすいことが、おわかりいただけたと思います。

では、何を食べたらいいのか？　具体的に何を食べたら健康で長生きできるのか？

この疑問には柴田博先生がまとめられた「食生活指針14か条」（図19）が大いに参考になります。これは**「百寿者」や長寿者への実態調査によって明らかになったこと**。

つまり〝長生きの秘訣は、長生きしている者に学ぶのがいちばん〟という思想

図19 長生きの人に学ぶ 食生活指針14か条

- ☑ 1 1日3食のバランスをよくとる
- ☑ 2 動物性たんぱく質を十分にとる
- ☑ 3 魚と肉の摂取は1対1の割合に
- ☑ 4 さまざまな種類の肉を食べる
- ☑ 5 油脂類を十分に摂取する
- ☑ 6 牛乳を毎日飲む
- ☑ 7 緑黄色野菜や根菜など多種の野菜を食べる。火を通し、量を確保。果物を適量とる
- ☑ 8 食欲がないときは、おかずを先に食べ、ごはんを残す
- ☑ 9 調理法や保存法に習熟する
- ☑ 10 酢、香辛料、香味野菜を十分にとり入れる
- ☑ 11 和風、中華、洋風とさまざまな料理をとり入れる
- ☑ 12 共食の機会を豊富につくる
- ☑ 13 噛む力を維持するため、義歯は定期的に検査を受ける
- ☑ 14 健康情報を積極的にとり入れる

出典：柴田博『なにをどれだけ食べたらよいか。』ゴルフダイジェスト社、2014年

の下にまとめられた「食の教訓」です。よい機会なので、ご自身の食生活を振り返りながら、チェックしてみるといいでしょう。

いかがですか？

私が面白いと思ったのは8番目の項目です。高齢になると食欲がないこともありますが、そんな時でもおかずは食べましょうと言っている。つまり肉や魚などのたんぱく質を摂るということです。

近年〝ベジタリスト〟（菜食主義）が増えているようですが、もともとは「野菜でお腹を膨らませ、なるべく食べないようにしよう」という欧米人の発想だと思います。日本も今、その影響を受けていますが、われわれはそもそも低栄養で、欧米とは土台が違うことを知っておいてほしいと思います。

ステーキ360gを食べないと十分なたんぱく質は摂れない!?

一般論として「体重60kgの人は1日に60gのたんぱく質を摂る」ことを推奨されています。さらに「60歳を過ぎたら、その1・2倍を摂る」と。つまり72gです。

「72gなんてすぐに摂れるのでは」と思うのですが、実際にはなかなか難しい。なぜなら、**肉に含まれるたんぱく質の量は20%程度**だからです。

例えば、200gのステーキを食べたとします。たんぱく質は20%ですから、「200g×20%＝40g」。

これでは全然足りませんね。

72gのたんぱく質を摂ろうとしたら、肉を360g食べなければならないのです。なかなかヘビーでしょう。

図20　1日の食事で摂るべき食品の目安

動物性食品

①卵1個
②牛乳200ml
③魚介類60〜100g
④肉類60〜100g

植物性食品

①豆腐1/3丁
（それに相当する大豆製品でも可）
②野菜350g
（うち緑黄色野菜は1/3以上）
③キノコ類15〜20g
④海藻10〜20g

※油脂は10〜15ml（大部分は植物性食品だが、バター、ラードなど動物性食品も含まれる）
※体が大きい人や活動量の多い若者は主食（米、麺類、パン）や油脂の摂取量を増やす
※主食・油脂以外の食品は、年代によって摂るべき量はほぼ変わらない
※全カロリーに占めるたんぱく質の割合は高齢になるほど高くなる

出典：柴田博『スーパー老人のヒミツは肉だけじゃない！』社会保険出版社　2016年

「たんぱく質＝お肉」と考えがちですが、たんぱく源はそれ以外にもあります。そこで「いろいろなものから摂る」という発想が大事になります。

上に「1日に摂る食品の目安」（図20）を示しました。前出の柴田博先生は87歳の現役研究者ですが、毎日欠かさずこれを維持されているそうです。

絶対にこれを食べないとダメ、ということではありません。あくまでも「これくらい食べると十分です」という参考としてご覧ください。

日本人は胃腸が弱いので食事量が不足しがちになる

前項で、**たんぱく質の必要量は意識しないと摂れない**ことが、おわかりいただけたでしょう。脂についても、これと同じことが言えます。

年齢とともに、脂もだんだん摂れなくなってくるのです。

中年のサラリーマンが食事の席でよく「脂っこいものを食べると胃がもたれるようになって」などと話していますが、まさにその典型例です。

ただでさえ日本人は〝脂不足〟の状態なのに、脂が苦手になるとさらに足りなくなる。しかも「脂を摂っちゃダメ」と思っているので余計に不足してしまう。

つまり、何重もの理由から、脂が不足してしまうわけです。

そもそも日本人は〝胃の弱い民族〟です。それに気づいたのは、私が高齢者の抗うつ剤の治験をしていた時でした。欧米では胃腸障害の副作用はほとんど報告されないのに、日本人だけ吐き気などを訴えるのです。骨粗しょう症の薬でも、同じように日本人にだけ、胃腸障害の副作用が多く見られました。日本人は胃腸が弱いことを、あらためて自覚すべきでしょう。

ちなみに、骨粗しょう症の研究をした際には、胃腸障害でさらに食べられなくなるので、骨がスカスカになるという悪循環が起こることもわかりました。

もちろん、弱いからダメ、と言いたいわけではありません。「脂っこいものが食べられなくなった」と言って避けるのではなく、食べられる範囲でなるべく多く摂る。そんな心がけでいたらいいと思います。

足りないものは補う。サプリも上手に使うといい

日本人には胃腸が弱く、牛乳にもお腹の弱い人がたくさんいます。そのような人に、「それでも摂りなさい」とすすめるのは酷な話です。でも本当は、弱いのなら尚のこと摂る必要がある。放っておけば不足してしまうからです。

ならば、お腹が痛くなる人はどうすればいいのか？

他のもので補えばいいのです。例えば、**お肉が食べられない人はプロテインやサプリを使う、というのもいい**と思います。

私はお肉が好きで、たんぱく質は足りているので、プロテインはまず飲みません。でも納豆は食べられないので、サプリでナットウキナーゼを摂っています。

野菜の嫌いな人が、ビタミンCのサプリを使う、というのも全然ありです。

そもそもサプリは〝栄養補助食品〟で、足りない栄養成分を補うものです。なので、不足していると思うなら、サプリに助けてもらえばいいのです。

ただし、コレステロールのサプリはありません。今回事件になった紅麹のように「コレステロールを下げる」というサプリは多数ありますが、「コレステロールを補う」というサプリはないのです。

みなさんにも、ここで考えてみてほしいと思います。

サプリは、不足したものを補充する栄養補助食品です。それなのに、今回の事件では「多いものを減らす」という〝機能〟を持たせてしまいました。そこに大きな問題があったと、私は思っています。

本来、そうした機能は薬の役割です。サプリが機能を持とうとすれば〝薬に近い何か〟を入れることになります。これはやはり危険なことだと思うのです。

昨今では「機能性表示食品」というおかしなものが、まかり通る時代になりました。2015年に食品表示法が変更になり、**企業が自らの責任において「○○の機能がある」と商品に〝お墨付き〟を与えられるようになった**のです。いわゆる〝アベノミクス〟の一環で、食品経済を上げようと目論んだわけです。

でも本来、人体に作用する〝機能〟なるものは、慎重に吟味されるべきです。企業が勝手に「こういう機能があるよ」と言っていいものではないと思います。薬品が治験をくり返してやっと認められるように、あるいはかつての〝トクホ〟が厳重な審査を経て許可されたように、慎重に慎重を重ねて初めて世に出せるものなのです。そうやって出した薬にでさえ、副作用はあるのですから。

話は逸《そ》れましたが、コレステロールを増やすサプリはありません。「コレステロール値が低い」という人は、食べ物で足すのがいちばんだと思います。

バターもマーガリンもどんどん摂る。でも偏りは禁物

日本人は〝脂〟が足りていません。コレステロールも脂の一種ですが、そうした〝脂不足〟も日本人の低栄養の原因になっているようです。

どんな脂がいいのか？　というのは第3章でも話しました。くり返しになりますが、やはり「満遍なく摂る」のがいちばんだと思います。

食品は様々な成分で構成されています。そして人間が活動したり、体を維持したりするには、様々な成分が必要です。偏った食品や単一成分のサプリを摂り続けていたら、体内では何らかの不足が出てきます。体にとって、それがよくないことは、言うまでもないでしょう。

「トランス脂肪酸はよくない」と悪評が立ったマーガリンも、最近では見直し運動が始まっています。トランス脂肪酸は工業的につくられるものもありますが、もともとは牛や羊などの反芻《はんすう》動物の胃に棲む微生物がつくり出した天然の成分です。食べても問題ないどころか、必要な成分でもあるのです。

どんなものでも足りないのがよくない、というのは栄養学の基本です。

多いことの害ばかりが指摘されていますが、本当は足りないことが大問題。

「○○がいい」「△△が悪い」と食べ物の一側面だけを取り上げて強調するコマーシャリズムも、日本人の〝偏った食事〟に拍車をかけている気がします。

フードファディズムの害は後になってからわかる

日本人はとかく情報に流されやすい傾向があります。「フードファディズム」という言葉をご存じでしょうか。フードは食品、ファディズム（faddism）は「流行かぶれ」という意味です。誉《ほ》め言葉ではなく少しバカにしたニュアンスが込められています。「情報に踊らされ、妄信的に〝よい〟と言われる食品を食べる」と。

フードファディズムが悪いとは言いませんが、それによって食事が偏《かたよ》るのは、やはり問題だと思います。栄養が偏ってしまうからです。

偏食の影響は、後になって出てきます。しかも、**年を取れば取るほど、栄養の偏りが大きく響いてくる**のです。

私が「満遍なく食べましょう」と言うと、当たり前過ぎて面白くないかもしれませんが、でもやはり、それがいちばんなのです。

できれば一汁三菜より〝一汁十菜〟、おかずが一種類の唐揚げ弁当より〝幕の内弁当〟、複数の食材を煮込んだ〝スープ〟や〝鍋物〟など、多くの食品から栄養を摂ることを考えたほうがいいと思います。

今の80歳代や90歳代、100歳超えの人たちは、戦中にひもじい思いをしたこともあってか、戦後は何でもガツガツ食べてきた人たちです。それが日本〝長寿〟をけん引してきたことは確かでしょう。

でも今後はわかりません。自ら偏食と低栄養を選ぶ人たちが、健康で長生きできるという保証はありません。

私がラーメンを食べるのは総合栄養食だからです

私はラーメン好きを公言しており、年間で200店ほど訪れます。うまい店を探してあちこち食べ歩く。ワイン選びもそうですが、もはやライフワークです。高血圧、糖尿病、心不全の持病持ち。周りの人からは「ラーメンなんて脂っこいもの大丈夫なの？」と心配されますが、気にしていません。それどころか「ラーメンは体にいい」と思っています。

なぜなら、ラーメンは総合栄養食だからです。

ラーメンのスープは、10種類から15種類の食品を入れて煮込んでいます。牛・豚・鶏の肉や骨、魚介類、緑黄色野菜、根菜、キノコ、あらゆる食材をバンバン入れてグツグツ煮込む。それらの栄養素が鍋に溶け出ているわけです。もちろんコレステロールや脂質もたっぷりです。しかも麺は炭水化物ですから糖質も摂れる。つまり1杯ですべてが摂れる効率のいい〝総合栄養食〟なのです。

私が高齢者にラーメンを勧めるのは、以上の理由です。

ただし、もしできるなら、チャーシューを追加したり、卵をトッピングしたりすればもっといい。もし「全部のせ」なるメニューがあるなら、私はそれを選びます。

私が病気を持ちながらも元気でいられるのは、ラーメンのおかげなのかもしれません。もちろん食べるだけではなく、積極的に歩くことも心がけていますが。

昼食にはラーメンと餃子。肝臓の働きにはこれがお勧め

ラーメンは総合栄養食と言いましたが、餃子を付けると最強になります。

しかも「ラーメン＋餃子」のコンビは、お昼に食べるのがいい。なぜなら、たんぱく質は、肝臓の働きから言うと、お昼か朝に摂るのがいいからです。早い時間のほうが肝臓はよく働き、吸収効率がよくなります。

欧米人が、朝にハムエッグを食べるのも、そのためです。

「ラーメン＋餃子」や「ハム＋卵」は、たんぱく質だけでなく、コレステロールや脂質も豊富です。昼に食べることで、体に取り込まれやすくなるわけです。

私がラーメンを食べるのは、たいていがお昼ですが、それは吸収効率を考えてのことです。

日本人は、朝や昼の食事は軽めで、**夜にまとめてガッツリ食べる傾向がありますが、肝臓の働きを考慮するなら、本当は朝か昼がベスト**です。

ランチにラーメンと餃子に煮卵をトッピング。これがいちばんの理想です。

食が細ってきた人には
スイーツやマヨネーズも強い味方

一般的に、高齢になると、コレステロール値は少しずつ下がってきます。それは、体内で作られるコレステロールの量が減るからです。作る能力が少しずつ落ちてくるのです。

なので、本当は肉を食べたほうがいいのですが、体が受け付けなくなってくる人もいます。「ラーメンがいい」と勧めても、「ラーメンなんて重くてムリ。胃がもたれちゃう」と言う高齢者は少なくありません。

そんな時は「スイーツはどうですか?」と勧めてみます。とにかく、本人が食べやすいもので摂取することが大事なのです。

私はほとんど食べませんが、**生クリームのたっぷり入ったスイーツやチョコレートには、コレステロールや脂肪が豊富**です。

また、食が細ってきた人は、マヨネーズを活用するのもありだと思います。例えば、食欲のない時でも、マヨネーズをかけたちくわは、不思議と食べられます。冷やしうどんにマヨネーズをかけるのもいいですね。

そういえば、宮崎の名物・チキン南蛮は唐揚げにタルタルソースをかけてありますが、酸味があるためか、ボリュームがあってもペロリと食べられます。

そうやって考えると、マヨネーズはすごい発明なのだと、改めて感心させられます。栄養が足りない時の強い味方なのです。

ちなみに私はアメリカに住んでいましたが、その時は「マヨネーズはまずい」と思っていました。いわゆる〝クラフトマヨネーズ〟です。ところが日本に帰ってきてキユーピー製のものを食べたら、そのおいしさに感動したのです。

今では〝減塩〟とか〝カロリーオフ〟のものも出ていますが、私は普通のタイプがおいしいと感じます。これは、高齢になってからの共通原則で、体が欲している食べ物は、やはり「うまい！」と感じるのです。

ステーキとトロ
魚の脂は肉の脂を中和する

近頃は変わりつつあるようですが、日本では「忍耐」や「我慢」が美徳とされてきました。まるで「ストイックな生活が体にいい」と思っているかのごとく、ダイエットのため好物を我慢したり、検査数値が悪いからとお酒をやめたりしてきたわけです。

しかし、免疫力のためを考えると、それは間違った行動だと言えそうです。

なぜなら、ストイックなほうが免疫を下げるからです。

人間の体は実によくできていて、高齢になり、だんだん食べられなくなると、体がおいしいと思うものを欲するようになります。

その時に「我慢、我慢」と欲求を押さえていると、どんどん免疫力が下がってしまうのです。

健康に長生きしたいなら、体の欲求に応えてあげることです。赤身よりトロが食べたいなら、「脂が多いから」と我慢しない。トロにはたんぱく質とＤＨＡがたっぷり含まれていて、体はそれを必要としているわけです。

例えば、ステーキを食べた翌日、脂の乗った魚を食べたくなったことはありませんか？　実は、魚の脂には、肉の脂を中和する働きがあります。つまり、体が中和を求めているため、食べたくなるのです。

そういう時は、体の声を素直に聞いて、食べたらいいと思います。

「昨日はステーキを食べたから」と我慢する必要はありません。むしろ**「昨日はステーキを食べたから今日はトロだ」と積極的に食べてしまえばいい**のです。

年を取るほど体内で作られるコレステロールや脂肪の量は減っていきます。その不足分を補ってほしいと、体は要求しているわけですから、どんどん食べるのが正解です。

高齢者の厳しい現実。7〜8割の人は低栄養です

日本人は低栄養だとお話ししましたが、高齢者ほど特にその傾向にあります。実は7〜8割の高齢者は低栄養だと言われているのです。

おそらく多くの人は自覚していないでしょう。それが怖いのです。低栄養の人が「食べてはいけない」「太っちゃいけない」と思っている可能性が高いわけですから。

体調管理をしっかりしている人は、少し栄養が足りないと、肌がカサついたり、普段と同じ距離を歩いても息切れしたりするなど、ささいですが実は大きな変化

に気づくはずです。

こうした**低栄養が常態化すれば、寿命が縮まってしまうのは当然**でしょう。

そうならないためには「自分は低栄養かもしれない」と認識を改めることです。勇気をもって、自己検証してみましょう。すると〝食べるのを我慢しよう〟という考え方をしなくなります。

コレステロールが不足すると幸せホルモンが脳に届かない

少しお勉強っぽい話をします。〝幸せホルモン〟と呼ばれる物質があります。例えば「セロトニン」がその一つで、ストレスや不安を和らげる役割を果たします。「神経伝達物質」と言われ、神経から神経へと送られる物質です。

このセロトニンの分泌が少ないと、脳はストレスを感じやすくなります。痛みに敏感になったり、ちょっとしたことで気分が落ち込んだりします。反対に十分にあると、脳に届く量が増え、気分がよくなります。

「ドーパミン」も幸せホルモンの一つです。〝やる気ホルモン〟とも呼ばれますが、この分泌が多いと、気分が前向きになる、やる気が高まる、集中力が増す、脳が覚醒するなどの効果が表れます。

神経伝達物質は少なくとも100種類はあると言われていますが、コレステロールはサポートの役割をしています。血液中の神経伝達物質を脳に運ぶのです。当然ですが、コレステロールが不足すれば、神経伝達物質は脳に届きません。すると、様々な〝心の不調〟が出てきてしまうのです。

例えば、高齢者の中には〝うつ状態〟になる人も少なくありませんが、これもコレステロールの不足が影響していると考えられます。

また、神経伝達物質の多くは、太陽を浴びた時に脳内で作られるのですが、筋肉が低下すると、体を動かすのが億劫になり、外に出なくなります。すると、**神経伝達物質が不足して、ますます心が動かなくなり、体も衰えていく**という〝心と体の悪循環〟にはまり込んでしまうのです。

意欲の低下を防ぐには脳を萎縮させない配慮を

高齢者の意欲が低下してくる原因は、他にもいろいろ考えられます。

例えば、脳の萎縮もその一つです。意欲を司《つかさど》る〝前頭葉〟がいちばん先に縮み始め、早い人では40代ぐらいから縮みが目立ってきます。

また、動脈硬化も意欲低下の原因になります。高齢者の血管は、どんなに元気な人でも、動脈硬化が進んできます。脳には細い血管がたくさんありますが、血管の壁が厚くなると、酸素やブドウ糖が運ばれにくくなります。すると脳内では酸欠やブドウ糖欠が起こり、脳の働きが悪くなってしまうのです。

私が「高齢になったら血圧は高めがいい」と言うのは、これを回避するためです。壁が厚くなり、狭くなった血管に血液を通すには、血圧を高め、血流の勢いを増してあげるのが得策なのです。

私は今、血圧170くらいでコントロールしていますが、それ以下に落とすと頭がぼーっとして働かなくなります。

87歳の現役デイトレーダーで、今も1か月に数億円のお金を動かす方がいます。投資歴70年の藤本茂さんです。

藤本さんは「血圧が高くないと頭が働かない」と話す通り、血圧は220で維持されています。もちろん、しっかり肉を食べ、コレステロールを摂っているから、血管が丈夫でその血圧にも耐えられるわけですが、頭の回転速度には驚くばかりです。

たんぱく質も
やはり肉から摂るのがいちばん

ここまでくり返し、「肉を食べたほうがいい」と話してきました。高齢者こそ、肉の重要性は増してきます。

コレステロールはもちろんですが、たんぱく質を摂るためです。

たんぱく質は、肉、骨、皮膚になります。また、**免疫細胞やホルモン、細胞の働きには欠かせない酵素などの材料**にもなります。体が衰えてくる高齢者にとって、たんぱく質はとくに重要な成分なのです。

ところが、高齢になると、なぜか「肉はやめておこう」という人が増えてきます。胃腸が弱り、胃もたれすることもありますが、なんとなく「いい年をして肉なんて」というおかしな先入観があるようです。この意識を変えるためにも、口やかましいくらい「肉を食べましょう」と言っているわけです。

もちろん、たんぱく質は肉以外にも含まれています。魚も卵も、豆腐や納豆も、牛乳やチーズも、たんぱく源としては、申し分ありません。

それなのに、なぜ肉を推すのか？　それはやはり、コレステロールの含有量が他の食品よりも多いからです。肉を食べることで、コレステロールを効率よく摂ることができます。しかも、たんぱく質や脂質も一気に摂れます。

つまり、高齢者が活力を得て、元気に健康に長生きするためには、肉が最高の食品なのです。

もちろん、これは高齢者だけでなく、若い世代や中年世代にも言えることです。若い人が、ガツガツ肉を食べるのは、その証拠に他なりません。脂っこい料理も同じです。頑丈な**肉体を作り、維持し、動かすために、体が肉を欲しているか**らです。つまり「コレステロールの力」を必要としているからなのです。

牛、豚、鳥……どんな肉を食べるか、どれくらい食べたらいいか

105歳まで現役の医師として活躍した日野原重明さんは、肉が大好物だったことで知られます。また、2021年に99歳で亡くなられた作家の瀬戸内寂聴さんも、お肉が大好きでした。かなり大きなステーキを、ペロリと平らげていたそうです。

私は患者さんにもお肉を勧めていますが、こんな質問をよく受けます。

「どのくらい食べたらいいのですか？」

「ムリしてでも、多く食べたほうがいいですか？」

「どんなお肉がいいですか？」

この3つの質問が多いので、ここで回答します。

●どのくらい食べたらいいか？――

体格や体調、これまでの食歴など個人差があるので「何g」と具体的な分量は言いません。そこで「これまでより少し多めに食べてみましょうか」と答えるようにしています。

少し多めとは、どれくらいか。

例えば、豚肉の生姜焼きを食べる時は、これまでより1～2枚多く食べる。鶏肉の唐揚げなら1～2個。牛丼なら上の牛の部分だけ大盛りにしてもらう。ハンバーグは少し大きめに作る。鍋物にはお魚の他にお肉も入れる。味噌汁に豚肉を入れてみる。

このように、いつもより〝ちょっと多め〟に食べるのがお勧めです。分量で言うと「30～50g」が目安です。ちなみに牛丼店の「並」と「大盛り」の肉量の違いは20gほどと言われます。

●ムリしてでも多く食べたほうがいいか？——

ムリしてまで食べる必要はありません。というより、ムリしてはいけません。高齢になると胃腸の働きが落ちてきます。それは自然のことなので、そこに過度の負担を強いることは、体によくありません。あくまでも「おいしく食べられる範囲で」と考えましょう。

「年をとっても肉を食べてもいいんだ」と**意識が変わると、意外と食べられるようになる人**がいます。

●どんなお肉がいいか？——

「満遍なく食べる」ことをお勧めします。180ページでも話しましたが、牛肉、豚肉、鶏肉のどれか一つに偏るのではなく、バランスよく食べていく。月曜日は豚肉、火曜日は牛肉……などと決める必要はありません。「食べたい肉を食べる」というのがムリなくできる秘訣です。

部位についても同じことが言えます。牛肉なら「ばら切り落とし」だけではなく「肩ロース」も食べる。豚肉なら「ロース」も「もも」も食べる。鶏肉なら「もも」も「ささみ」も食べるというふうに、いろいろな部位を食べましょう。

コツと言えば、買い物に行き、お肉売り場で「今日はこれが食べたい」と思うものを選ぶのもいいと思います。体は意外と正直なので、今の自分の体に必要なものを食べたいと思うものなのです。

中年世代や若い人も同じように肉を多くしていいのか

40代後半から50歳くらいの中年世代の方も、同じように肉は多めでいいと思います。なぜなら、やはり代謝が落ちてくるからです。つまりコレステロールをつくる能力や細胞を働かす機能が落ちてくるため、食事によって外部から摂り入れることが必要になるからです。

「でもコレステロールは動脈硬化を進めて心筋梗塞のリスクになるんでしょ？」

もし中年世代のあなたがそう心配するのなら、「心臓ドックを受ける」のも一つの手です。血管壁が狭まっているのが見つかったらステントを入れる。〝問題なし〟とわかったのなら、**とりあえず心筋梗塞のリスクが消えたわけですから、コレステロールを摂っても大丈夫**ということになります。

まだ起きていないことを心配して萎縮して生きるより、今の状態を把握して、楽しく生きたほうがいいと、私は思います。実際、私も心臓ドックを受けましたが〝問題なし〟でした。高血圧、高脂肪、高コレステロール、糖尿病、心不全の私でさえそうなのです。だから萎縮することなく堂々と、肉を食べ、ワインを飲み、ラーメンを食べ歩いています。

ただし、体を意識的に動かす、という視点も同時に必要だと思います。食べてばかりで動かないのでは、畜産用の動物のようになってしまいます。

何のために食べるのか、と言えば、**体を動かし、脳を使い、しっかり働けるため**です。健康に生きるためです。人間は食べるために生きているわけではありません。活動するために栄養が必要になるのです。

それを踏まえたうえで、食べることが大切だと思います。

よく「食べたから動かなくちゃ」と言う人がいます。確かにそれも大事だと思いますが、本当は動くために食べるのです。

高齢者もそうです。長寿者はおそらく「長生きするために食べる」ではなく、「食べたから長生きした」のだと思います。

あとがき

本書は、コレステロールを下げるサプリメントで大きな健康被害が出たことをきっかけにして、むしろ昨今のコレステロールが高いと危険という多くの人々の（一般の人だけでなく、医師までもの）信念に警鐘を鳴らすために書いたものです。

強い〝信念〟が予想以上に広まっていることは、件《くだん》のサプリメントがものすごく売れていたことからも余計に痛感させられました。

今回、私なりに様々なデータを集めて反論したわけですが、たまたま『ゲーテ』という雑誌で柴田博先生と対談した際に、先生が提供してくださったデータをかなり使わせていただきました。

この場を借りて、あらためて柴田先生に深謝します。


私は浴風会という高齢者専門の総合病院に勤務したことから、一般の医学常識が高齢者には通用しないということを痛感していました。

併設する老人ホームでの追跡調査によって、血糖値が高い人も境界くらいの人も正常な人も15年後の生存率がまったく変わらないこと、血圧は150くらいまでは20年後の生存率が変わらないこと、喫煙者と非喫煙者での10年後の生存率はまったく変わらないことなど驚きの連続でした。

それ以上に、その後高齢者の臨床を重ねるうちに、やや太めの人のほうが、元気で長生きするという事実には、間違いないと確信をもつようになりました。

そんな折に、柴田博先生の『肉食のすすめ―いまの肉なし食生活では早死にする』に出会いました。

「気力がわかない」「ふさぎ込む」のは肉食が足りないから、長寿・百歳老人はバリバリに肉を食している！　がんになるのは低コレステロールの人間、というような主旨は本書にもそのままつながり、現在でも改めないといけない知識・常識が2000年の段階でつきつけられたのです。しかも、豊富なデータで実証されています。

そのときの臨床実感とあまりに一致していたので、私は安心して、患者さんに肉食を勧められるし、コレステロール値が高くても大丈夫です、と伝えることができるようになりました。

柴田先生はその後も、『中高年健康常識を疑う』（講談社選書メチエ）、『長寿の嘘』（ブックマン社）などの素晴らしい本を出され、87歳になられた現在もシャープな頭で研究を続けられています。

まさに現在に至るまで自分の理論を自分で証明する姿を見るにつけ、柴田先生だけでなく、私も「コレステロール信仰」に洗脳された人々の脱洗脳を行わないといけないような気持ちが高まってきました。

もう一つ、本書でお伝えしたかったのは、臓器別診療の弊害です。

本書でご紹介したように、コレステロール値を下げることは循環器内科の立場からは正しいものであっても（これを否定する人がいるのもお伝えした通りです）、免疫学の立場からも、ホルモン医学の立場からも、精神医学からみても、決して望ましいものではありません。そして、人間全体でみる限り、コレステロール値が高い人のほうが死亡率が低いのです。

この人間全体を診る視点は、日本の医学に欠けたものです。

コロナ禍のときも、感染症学者たちは自粛や3密の回避を強く訴えましたが、老年医学の立場からすると、高齢者の身体機能や認知機能を著《いちじる》しく落とすものでした。また精神医学の立場からみると、うつ病を増やすし、免疫学者の先生に聞いてみても免疫力を落とす生活の典型にほかなりません。

「コレステロールを下げるな」という主張の本書は、柴田先生のような老年医学の大先輩の力強い支援があってこそ書きあげられました。私の臨床経験からも確実にお勧めできる、長生きできるだけでなく元気になり、老化を予防できるための良書だと信じています。

ただ、私の医療に対する重要なスタンスとして、患者さんにそれを押し付けるつもりはないということもお伝えしておきます。

本書を読んで、ほかの意見もインターネットなどで調べながら、自分の頭で考え、自分で決定していただければ著者として幸甚この上ありません。

末筆になりますが、柴田先生のほかに深謝したい人がいます。編集者の木田明理さんと山城稔さんです。お二人の企画力・編集力がなければ、こんなにも早い本の出版は実現しませんでした。皆さまがコレステロールに関心があるうちに上梓できたことに、感謝にたえません。

2024年5月19日

和田秀樹

著者略歴

和田秀樹《わだひでき》

一九六〇年、大阪府生まれ。
東京大学医学部卒業。精神科医。
東京大学医学部附属病院精神神経科助手、
米国カール・メニンガー精神医学校国際フェローを経て、
現在、和田秀樹こころと体のクリニック院長。
高齢者専門の精神科医として、
三十年近くにわたって高齢者医療の現場に携わっている。
『80歳の壁』『70歳の正解』『ぼけの壁』『うつの壁』
（いずれも幻冬舎新書）など著書多数。

幻冬舎新書　733

コレステロールは下げるな

二〇二四年六月二十五日　第一刷発行

著者　和田秀樹

発行人　見城　徹

編集人　小木田順子

編集者　宮崎貴明　福島広司

発行所　株式会社　幻冬舎

〒一五一―〇〇五一　東京都渋谷区千駄ヶ谷四―九―七

電話　〇三―五四一一―六二一一(編集)

〇三―五四一一―六二二二(営業)

公式HP　https://www.gentosha.co.jp/

ブックデザイン　鈴木成一デザイン室

印刷・製本所　株式会社　光邦

GENTOSHA

検印廃止

万一、落丁乱丁のある場合は送料小社負担でお取替致します。小社宛にお送り下さい。本書の一部あるいは全部を無断で複写複製することは、法律で認められた場合を除き、著作権の侵害となります。定価はカバーに表示してあります。

©HIDEKI WADA, GENTOSHA 2024

Printed in Japan　ISBN978-4-344-98735-7 C0295

わ-1-9

＊この本に関するご意見・ご感想は、左記アンケートフォームからお寄せください。

https://www.gentosha.co.jp/e/